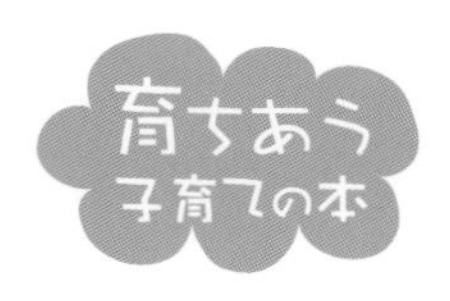

本人も周囲も楽になり のびのび生きていける ADHD 注意欠如・多動症の本

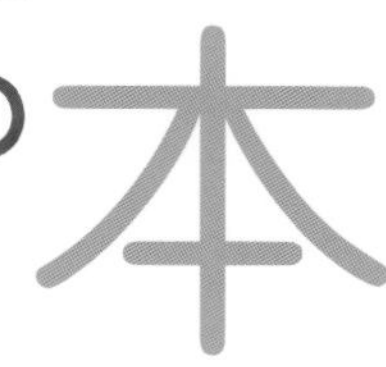

著
司馬クリニック院長
司馬理英子

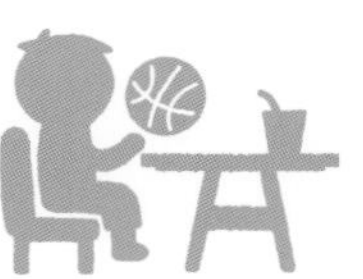

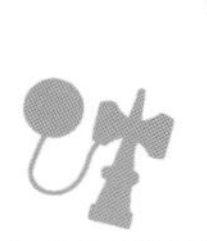

主婦の友社

育ちあう子育ての本

本人も周囲も楽になり
のびのび生きていける

ADHD 注意欠如・多動症の本

目次

1 ADHDの主な症例

ADHDのサインを見のがさないで！

2 ADHDの症状・原因・対策

ADHDを理解して、正しく対応しよう

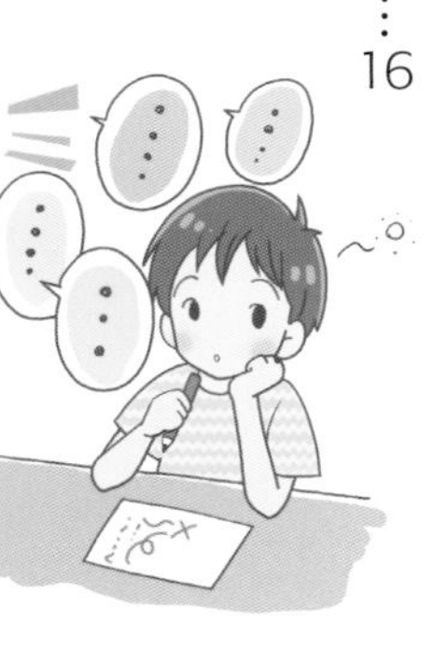

3 家庭でできるADHDとのつき合い方

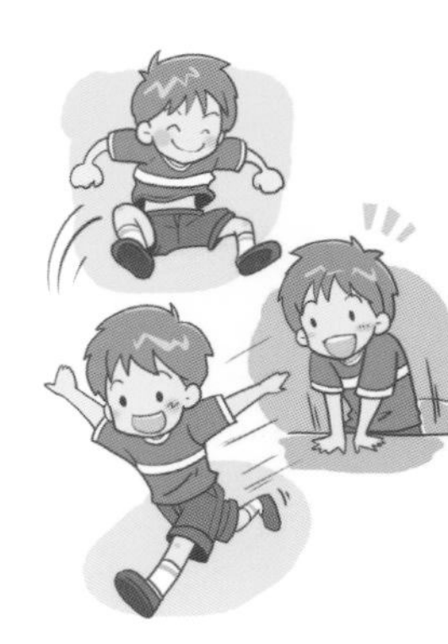
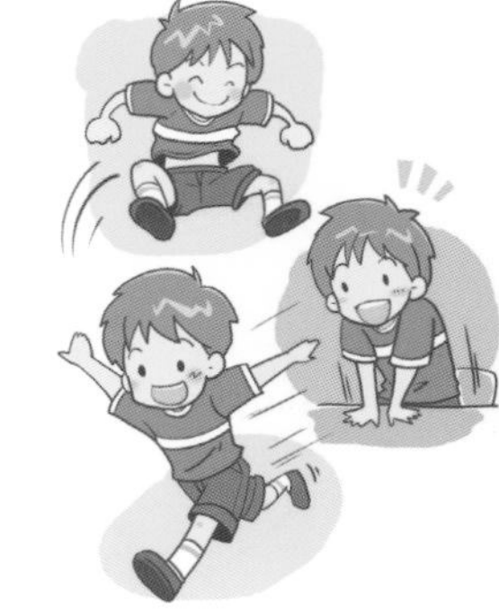

4 学校の先生ができること

生徒がいじめ、不登校に陥る前に、ぜひしてほしいこと

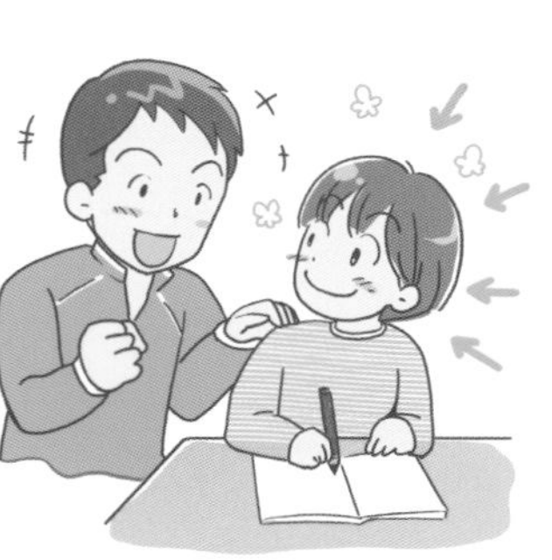

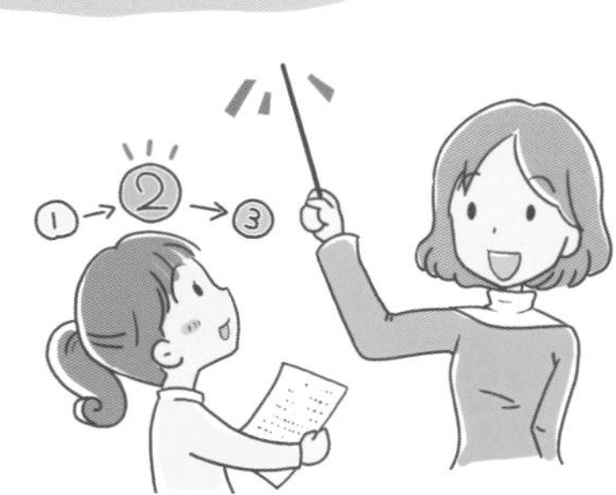

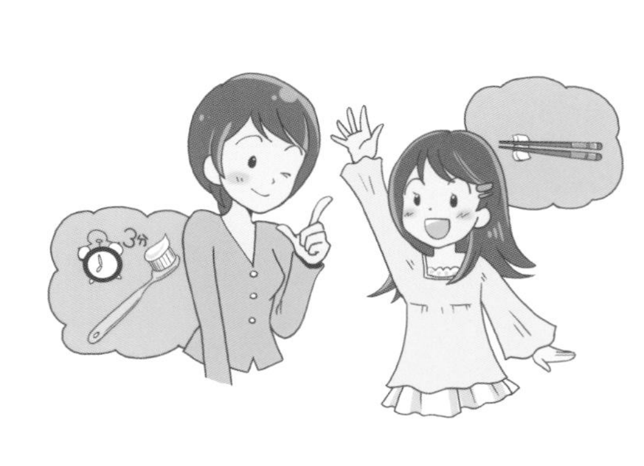

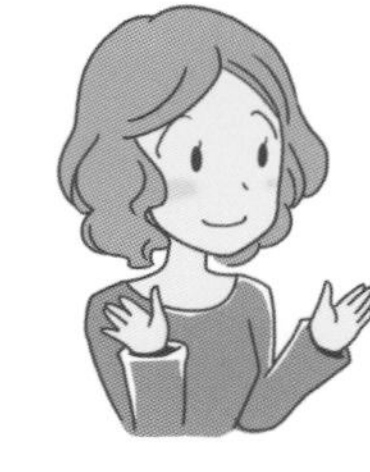
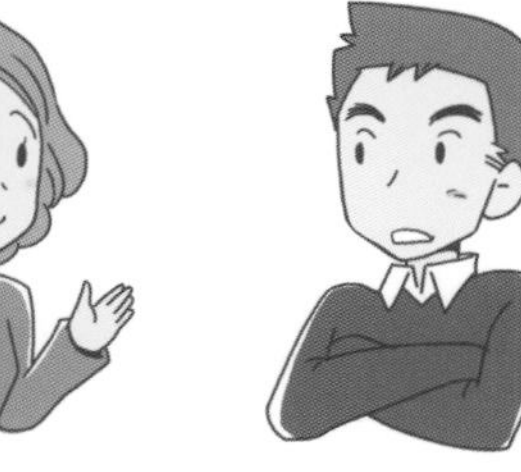

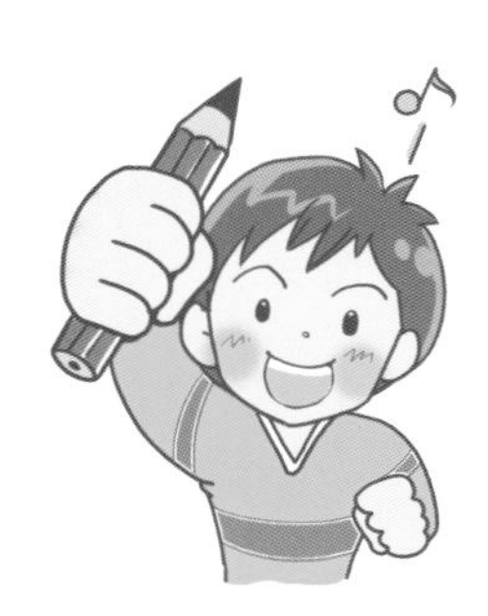

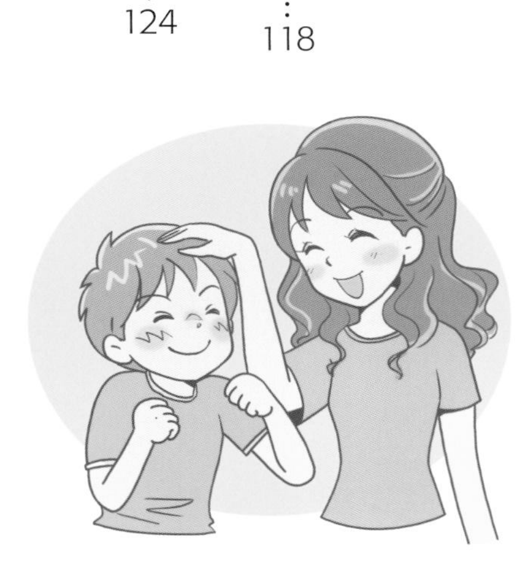

装丁／今井悦子（MET）
装画／Yuzuko（田代 卓事務所）
本文レイアウト／納富 進・秋葉敦子（スタジオ・トラミーケ）、ローヤル企画
本文マンガ・イラスト／いのうえ たかこ
編集協力／桜井千穂
校正／田杭雅子
編集／岩瀬浩子、中村芳生（主婦の友社）

1

ADHDのサインを見のがさないで！

ADHDの主な症例

ADHDは、不注意、落ち着きがない、衝動的という
3つの主な症状をもつ発達障害の一つ。
これらに関係している脳の部分の発達の偏りといってもいいでしょう。
では具体的にはどういう症状があるのでしょうか。
6つの症例をマンガで紹介します。

●小学校2年生のヒロくんの場合

繰り返し注意しても、なかなかとりかかれない

幼稚園のころ
元気なのは
男の子だからよね…
わぁ
わぁ
わぁ

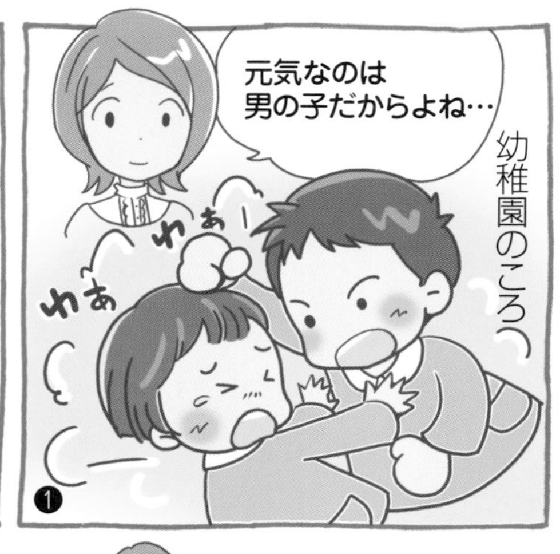

小学校ではじめての授業参観

ギョッ!

さぁ○○ページを
開いて
お母さ〜ん

こんなところに
宿題のプリントが!
ヒロくんの机
おしらせ

先生…
すみません
一度お話ししたいと
思っていました
ヒロくんは…
授業中のおしゃべり
けんか
連絡帳を書かない
めんどくさい!

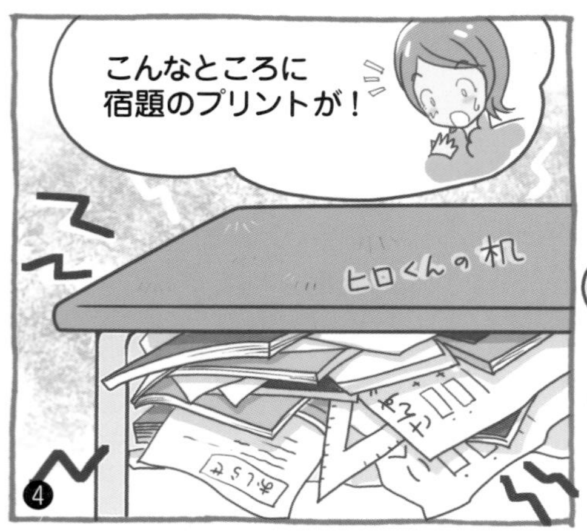

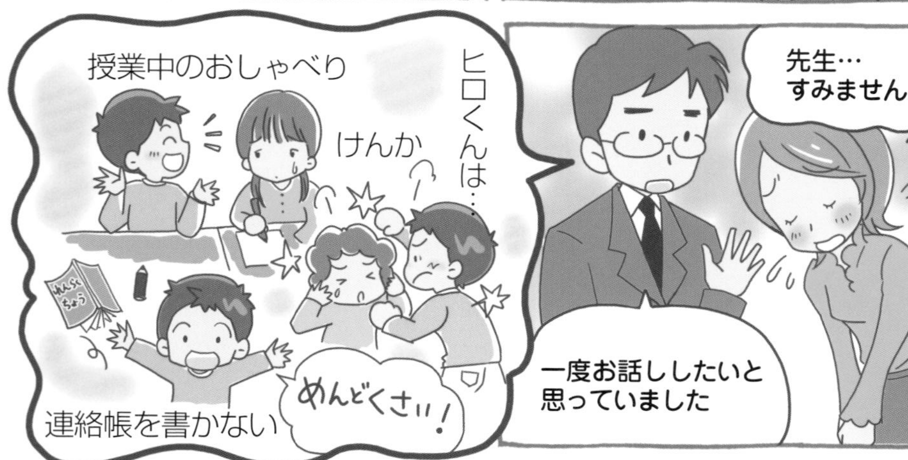

ヒロくんは、幼稚園では友だちとのけんかなどもありましたが、元気で活発、愛嬌(あいきょう)もあったので、先生からも友だちからも好かれていました。でも小学校に入学するとトラブル続出で…。

小学校2年生の今でも
宿題をやりなさい
うん
今やるよ
そろそろ宿題を始めなさい
早くやりなさい
なかなかとりかかれない
❻

そーいえば お母さん 今日学校でね
まだ1行も書いてないじゃない
集中できない
❼

いってきまーす
ふでばこは？
ハンカチは？
宿題を持った？
体操服は？
あっ 忘れた！
忘れ物が多い
❽

テレビゲームなら集中してできるのに、どうして毎日の決まり事ができないの？
❾

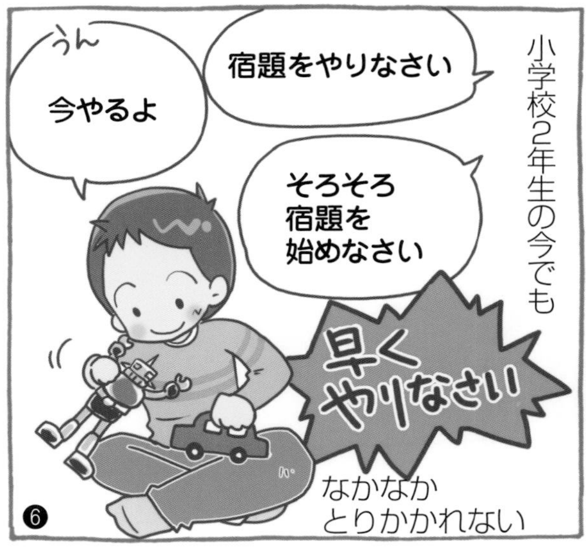

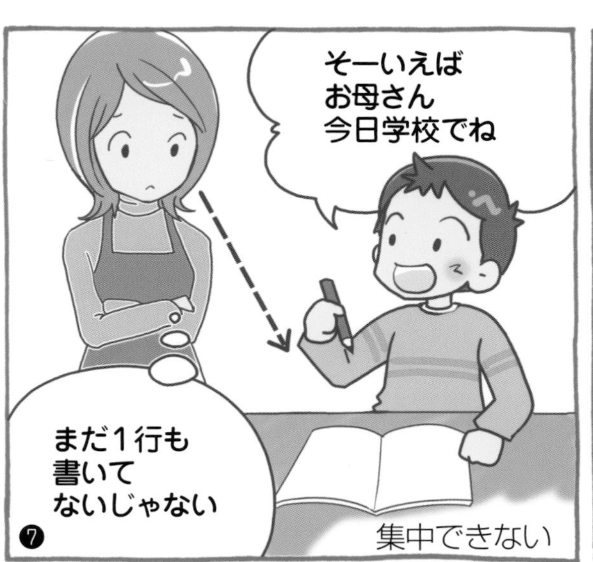

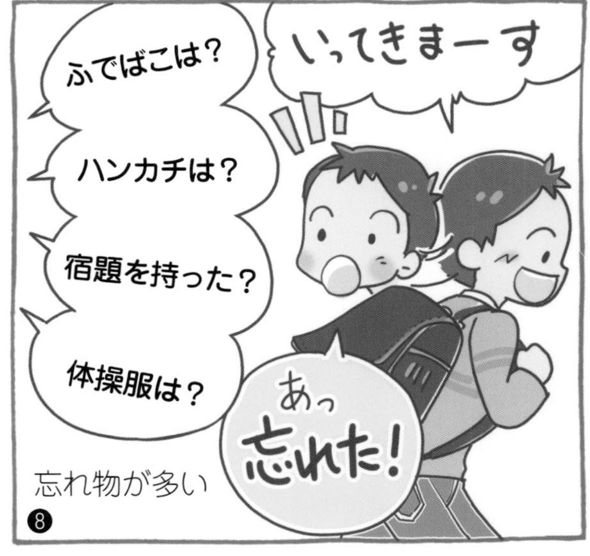

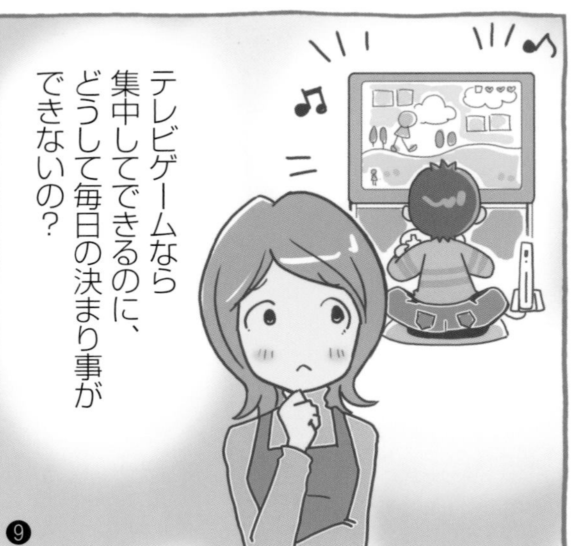

解説

ADHDの子どもは勉強や身の回りの整理整頓など「やらなければならないこと」ができにくい。そのため、やるべきことが増える小学生になって、はじめてADHDに気づくことが多い。

この本の症例はすべて、よく見られる状況や症状を組み合わせて構成しています。特定の個人の症例ではありません。

●小学校3年生のジュンくんの場合

授業中、すわっていられない。なくし物も数知れず

小さいころ公園で
かえしてよぉ
あっ
またけんか!!
公園へ行くのも気が重い…
どうしてママの言うことが聞けないの
バシ!!
うぇ〜〜ん!
またたたいてしまった…

1〜2年生のころ
席にすわりなさい!
金魚元気ないなぁ

いい子なんですけどね
元気すぎてついていけないときもあります
すみません

3年生になって担任は若い男の先生になった
自分できちんとやるんだぞ!
けっこうきびしい…

いまだに立ち歩きも
授業中だぞ
席につけ!
ドタドタ

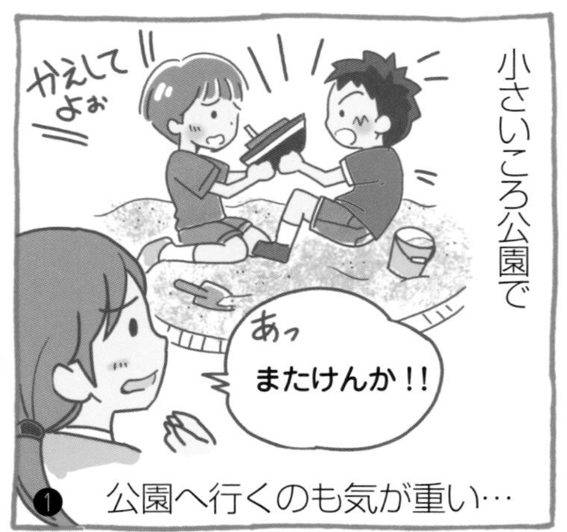

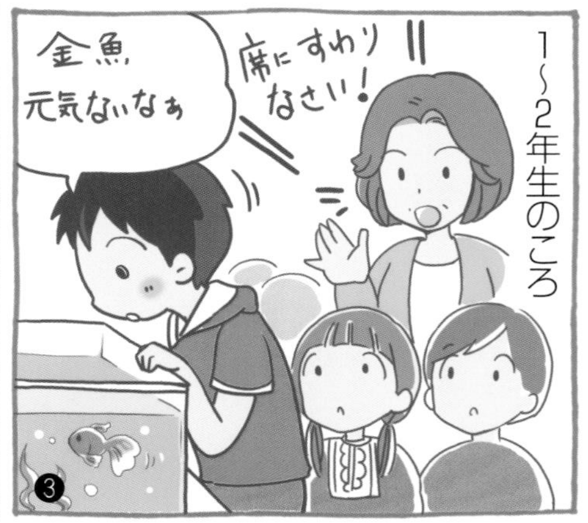

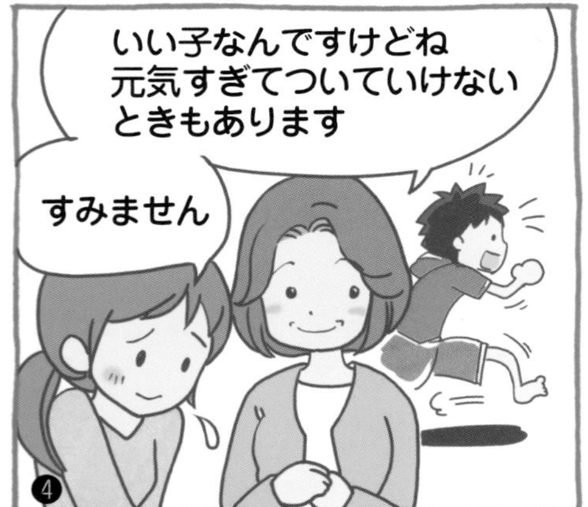

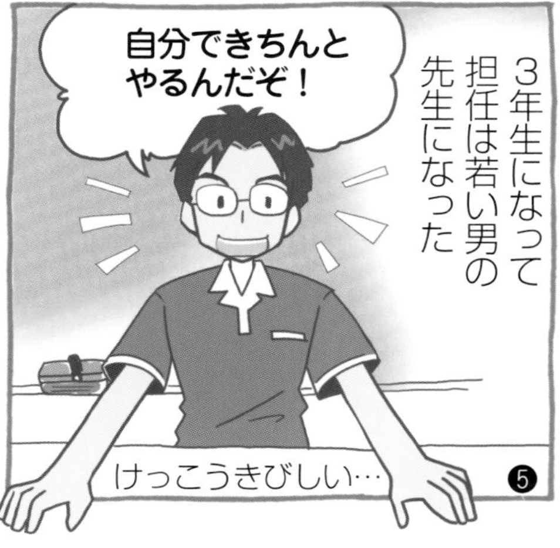

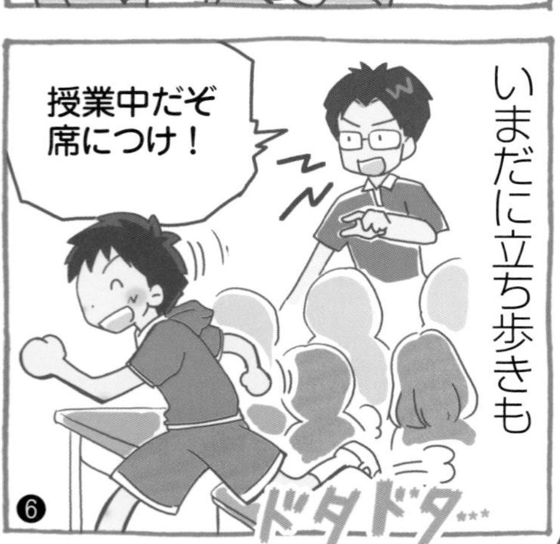

ちょっと乱暴なジュンくんは、小さいころから友だちとのトラブルが多く、お母さんは周囲の人たちに謝ってばかり。言うことを聞かないので、ついどなりつけ、たたいてしまうことも。

たび重なり、先生がだんだんきびしくなると…
何度言ったらわかるんだ
ムカッ
態度も反抗的に

クラスの反省会
ジュンくんが先にけりました
いけないと思います!!
そうだ
そうだー

宿題もできないし今年になってから傘を5本もなくしている
いいかげんにしろ!
部屋をきちんと片づけろ!
パパの手
ゴン!
コミック
スナック

やればできるのにどうしてこの子は頑張らないのかしら?
もうめんどうみきれません
もう疲れた…

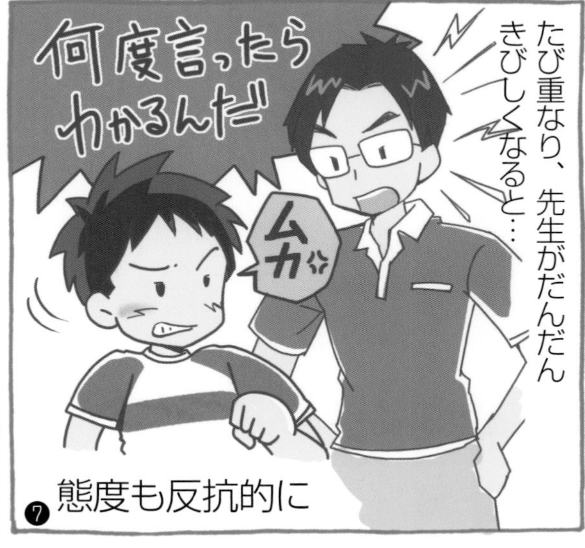

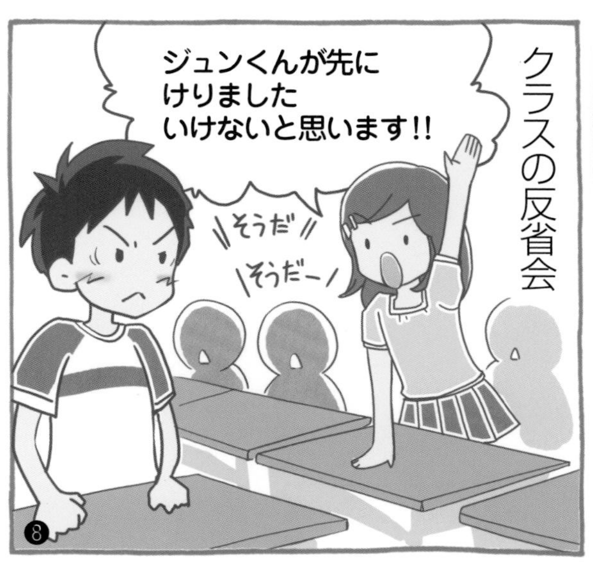

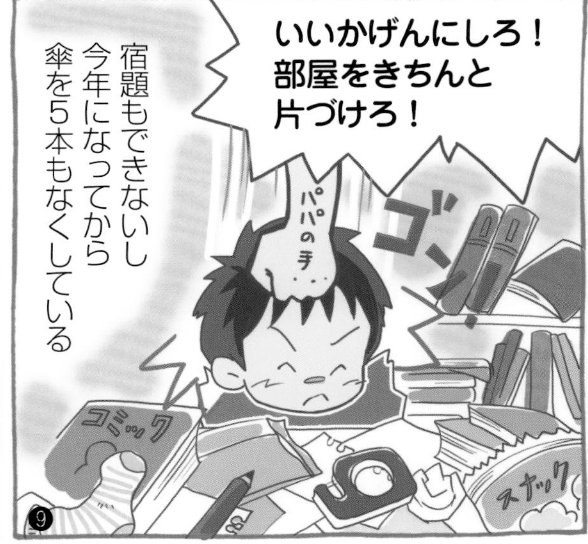

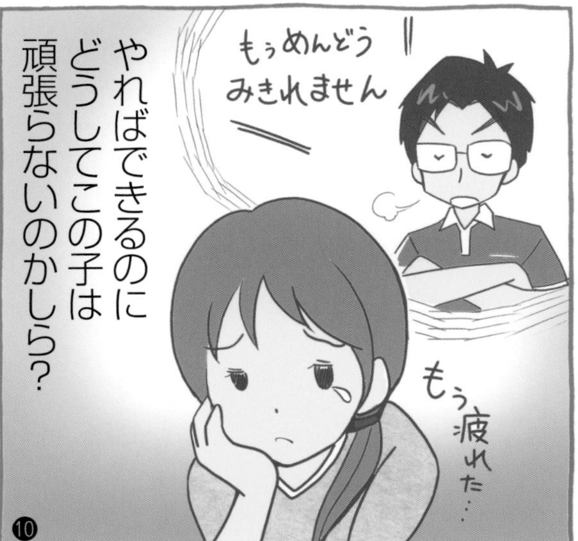

解説

ADHDの子どもは落ち着きがなく、不注意で、衝動的な行動が多いが、むやみに怒るだけではADHDの症状はよくならない。うまくやれるようなやり方を教えるのが大切になる。

●小学校5年生のユミさんの場合

片づけが苦手で、宿題も集中してできない

低学年のころ
ほら
頑張って
待ってて
あげるから
早く
体育の着替えが遅い
あ.
体操服忘れた
ほら
届けに来たわよ
ユミ
みんなのフォローで
なんとかやってきた

小学校5年生になると
きちょうめん
ベテラン教師
5年生なんだから
きちんとできるはずです!!
どうして
忘れ物が多いの!
提出物を
出すのが遅い!
何をぐずぐず
しているの!?
すみません….

フォローしてくれた友だちとも
別のクラスになった
しょぼ〜ん…
落ち込むことが多くなる

よーし
頑張らなくっちゃ!
あっ
ハムスターが
動いてる!
カサ カサ
でも
集中できない

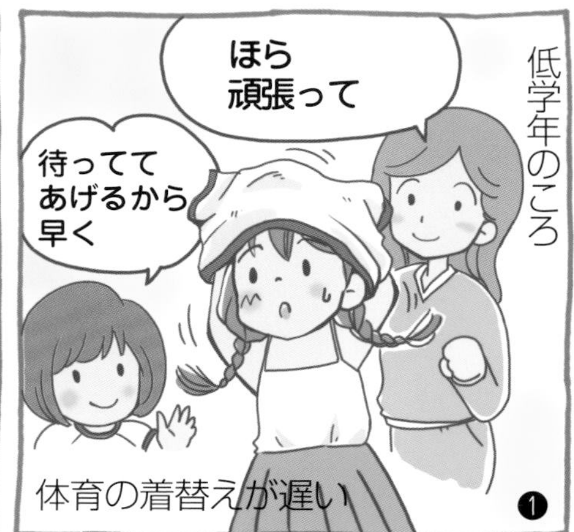

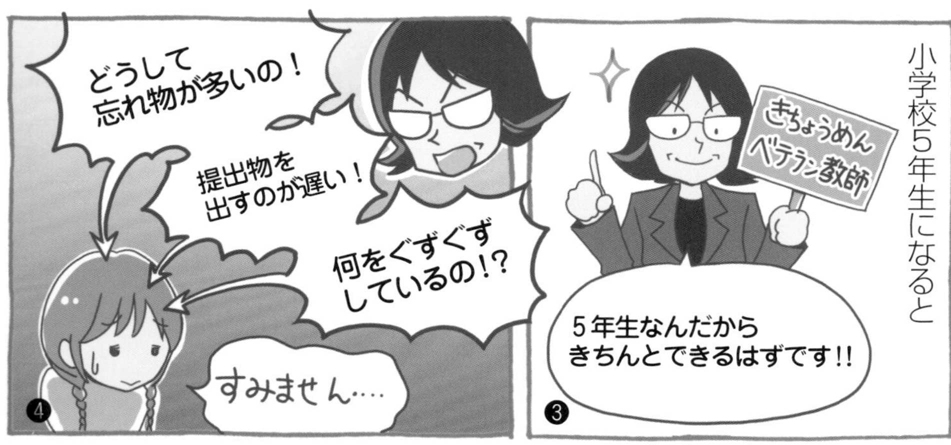

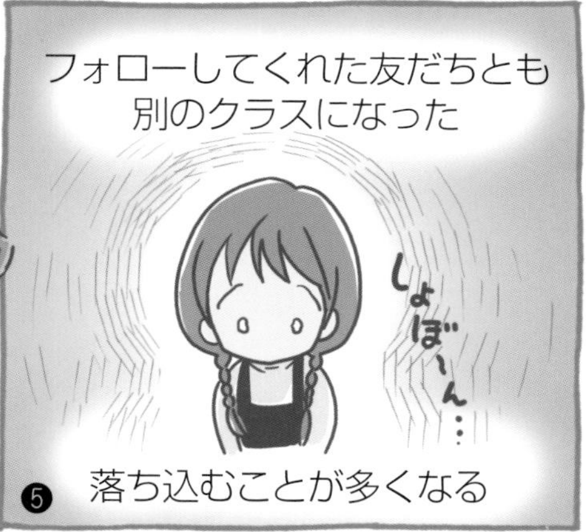

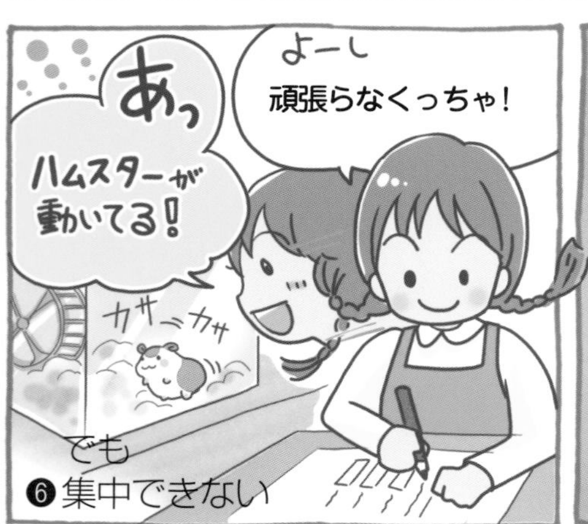

女の子の場合、ＡＤＨＤに気づかれないことも多い。ユミさんのような特徴があったら、ＡＤＨＤかも。ＡＤＨＤのサインを見のがさないで対応していきたいが…。

家では—
ただいま！
今日はちゃんと
勉強しよう
ぽいっ
あっ そうだ—
見たいテレビが
あるんだった
ピ

早く勉強
しなさい！
片づけなさい！
お風呂に
入りなさい！
あと少しで
テレビ
やめるから
ぐずぐず
あと少し…
あと少しでやるから

どうしてさっさと
できないの！
ピ
うるさいわね！
やるって言ってるでしょ

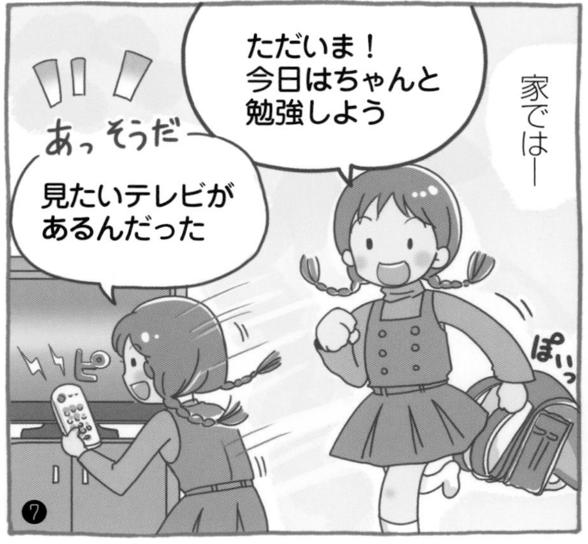

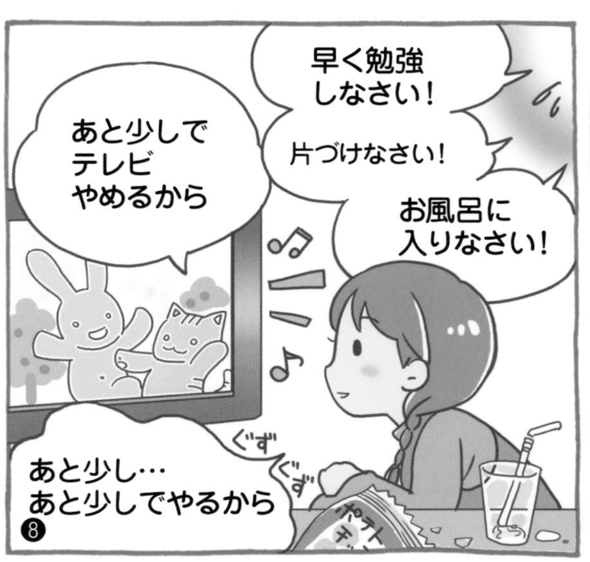

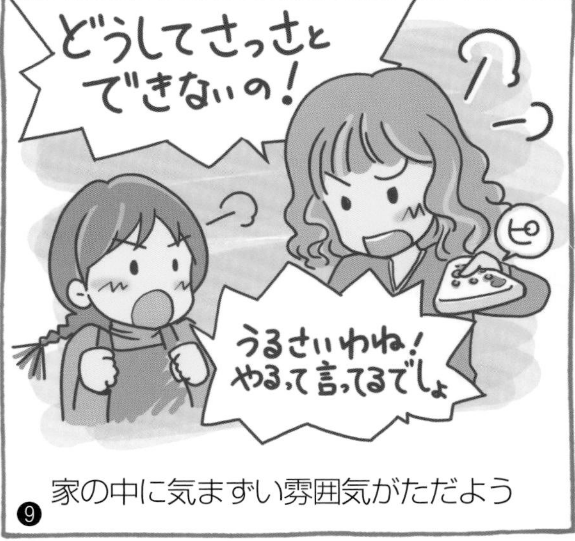

家の中に気まずい雰囲気がただよう

どうしてこんなに
だらしがないのかしら？
ため息…

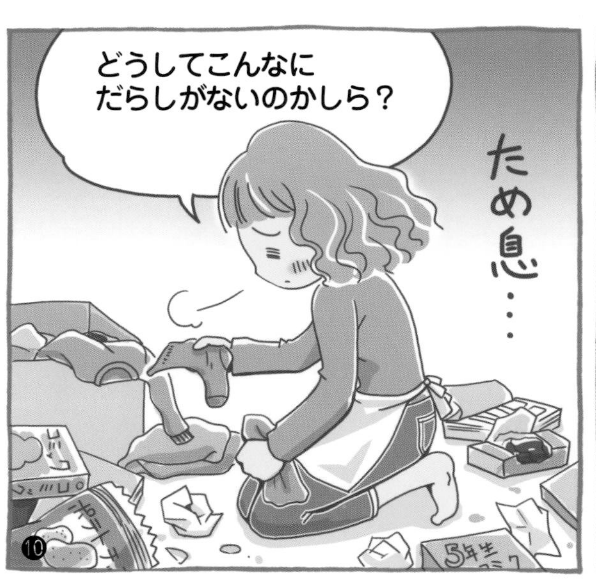

解説

ADHDでは、きのうはできたのに今日はできないなど、日によって行動にばらつきがあるため、怠けている、努力していないと、とられやすい。ルールを守ったり、係の仕事をするのも苦手。

● 中学校2年生のケイくんの場合

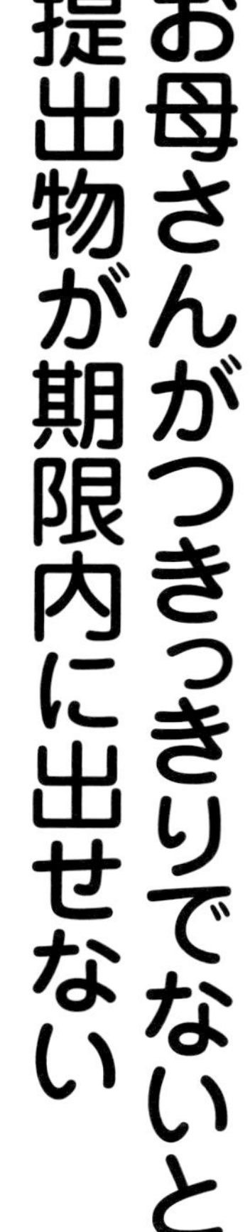

お母さんがつきっきりでないと、提出物が期限内に出せない

声をかけないとなかなかとりかかれず、とりかかってもすぐに気がそれてしまって集中できないケイくん。提出物が出せないので成績も下がるばかりで、お母さんはやきもき…。

小学生のころ
ぼんやり
不注意
おとなしい
3つ上の姉と違うけど男の子だから？

小学校4年生から中学受験を目指す

集中力に欠けます

塾の先生

ボ〜…

しかたがないのでつきっきり
次はこの問題よ

第二志望の中学入学
がんばったかいがあったわ
まぁよかったな

ところが中学でも
何をすればいいのかわからない
ノートもとれない
今までは塾の先生や親の言うとおりにやっていればよかった

国語
英語
数学
社会
はい宿題!!
提出期限はまだまだ先だな
ぐずぐず

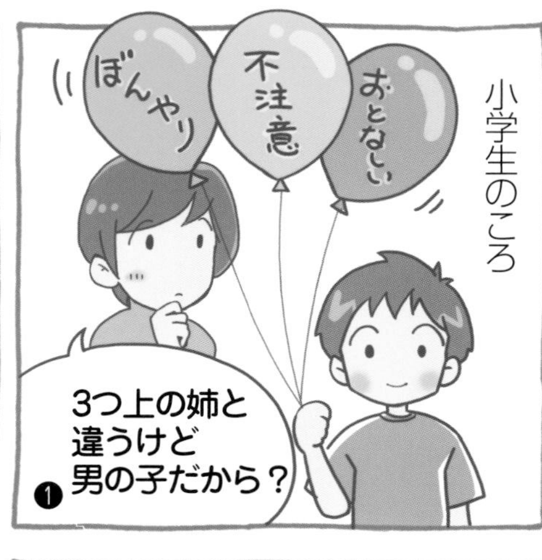

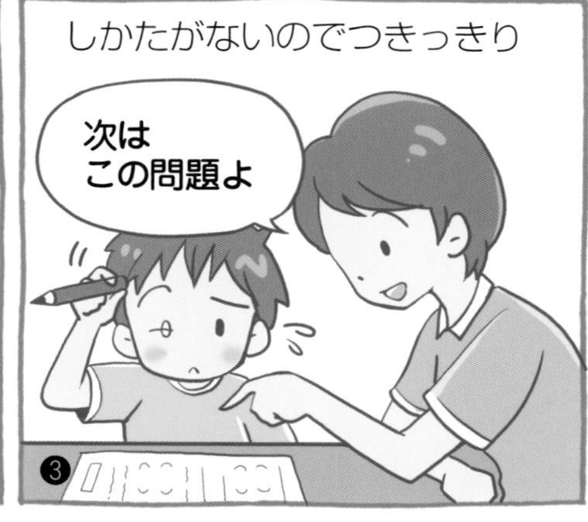

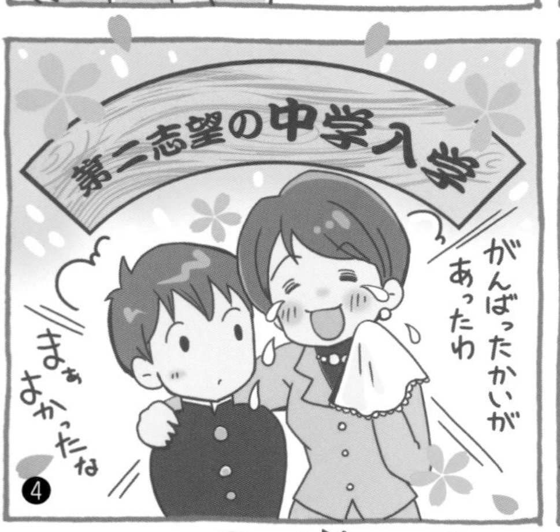

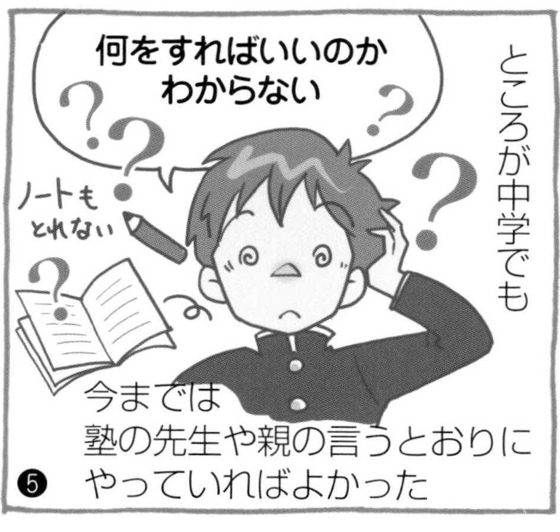

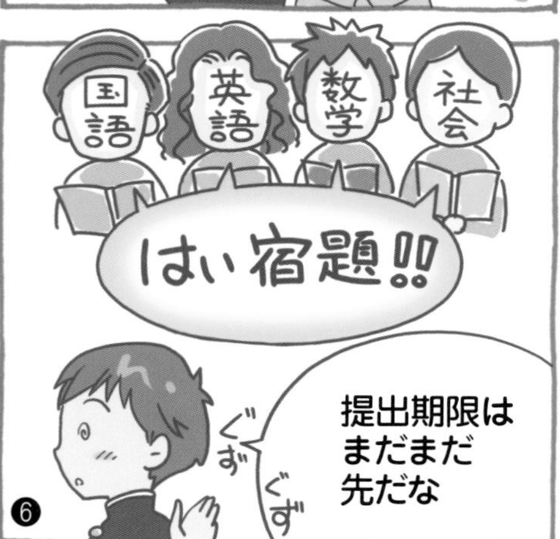

あっ今日が
提出期限だった！
忘れてた…
この間の
ワークブックも
提出してないよ
⑦

保護者面談で
ほとんど提出物が
出てないですよ
成績表
１年のときから
下がるばかり
もっとつきっきりで
めんどうを見ないと
ダメなの？
⑧

サッカー部でも
日曜日の試合に遅刻
え。
遅刻
なの？
もう試合には
出られないぞ
遅刻が続いたら
退部だぞ
でもこりずに
次回も遅刻した
⑨

困ったな
とは言っているけれど
成績が下がっても
遅刻しても
実は困ってないみたい
イラ
イラ
気がもめる
⑩

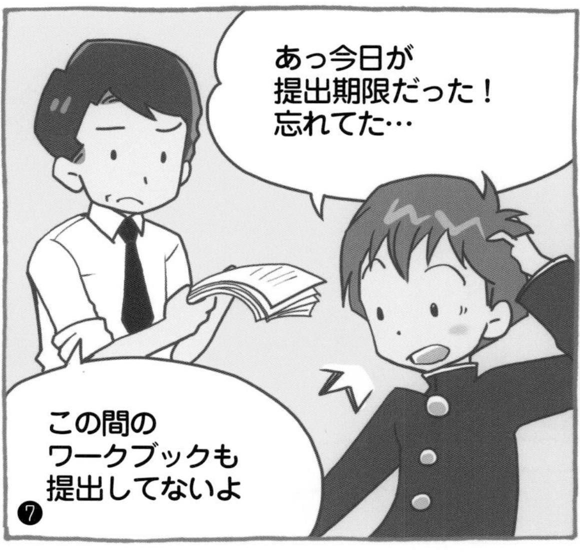

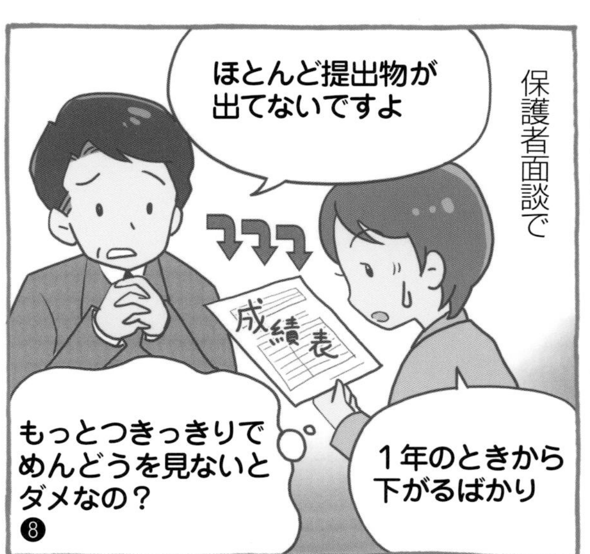

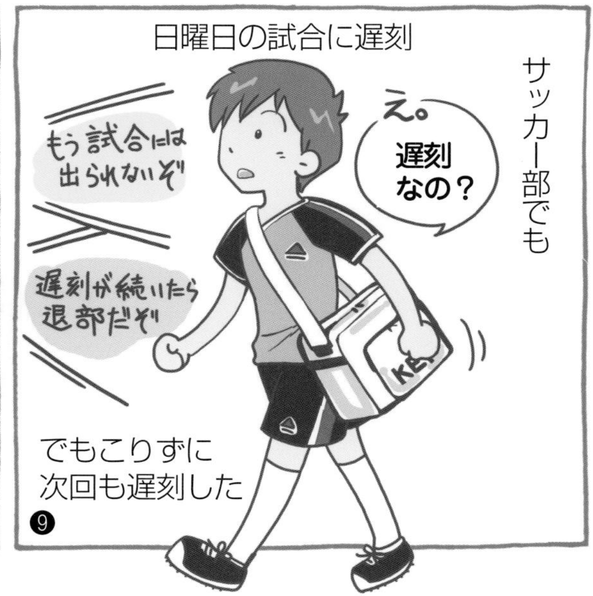

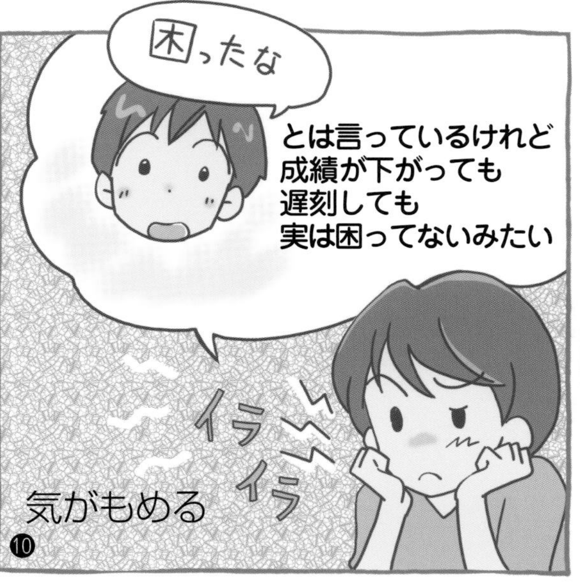

解説

中学生になると提出物を出すことやコツコツ勉強することが求められ、しかも反抗期で親の手を離れることもあり、このころようやくADHDの不注意傾向があることに気づく場合も多い。

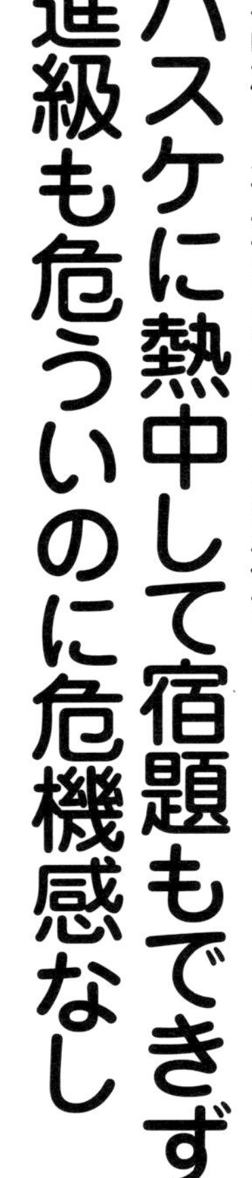

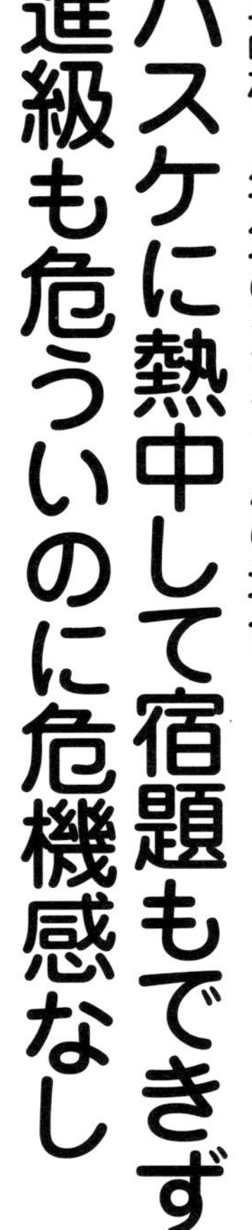

●高校1年生のカズくんの場合

バスケに熱中して宿題もできず。進級も危ういのに危機感なし

バスケット部ではリーダーシップを発揮し、練習熱心。遅刻もせず、用具の忘れ物もしない。でも勉強のこととなると全く関心がなくなり、進級も危うい状況に…。

小学校でも中学校でも
あ、絵の具忘れた!!
いつまでたっても字がきたない

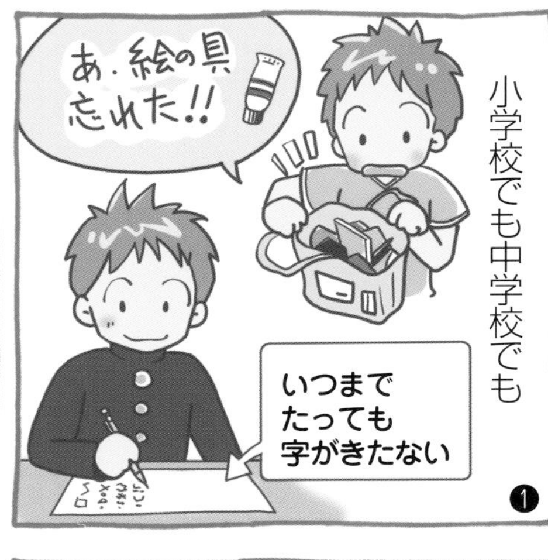

お母さんはPTA役員をやり、学校とまめに連絡

PTA

もしもしあしたの持ち物を教えて!

友だちのお母さんとまめに連絡

あたたかく見守る
先生
友だち
親
明るく元気で人気者!

しかし高校に入学すると
母のフォローがない
先生もたくさんいてきびしい先生もいる

夜になって宿題をやろうとしても…
あっ宿題のプリント忘れた!!
宿題もできない

バスケ部では活躍!!
KAZU
疲れて授業中は居眠り

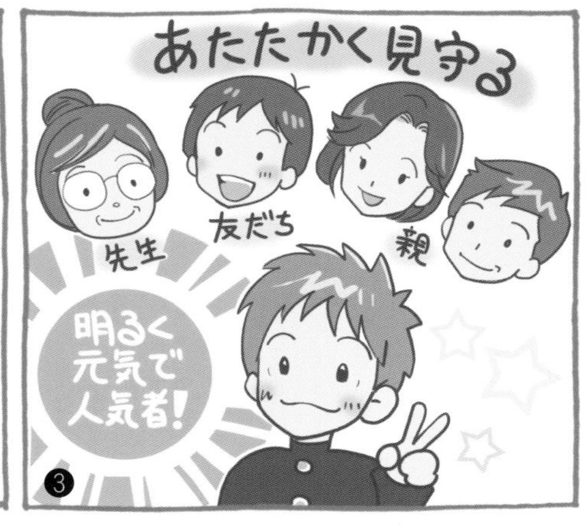

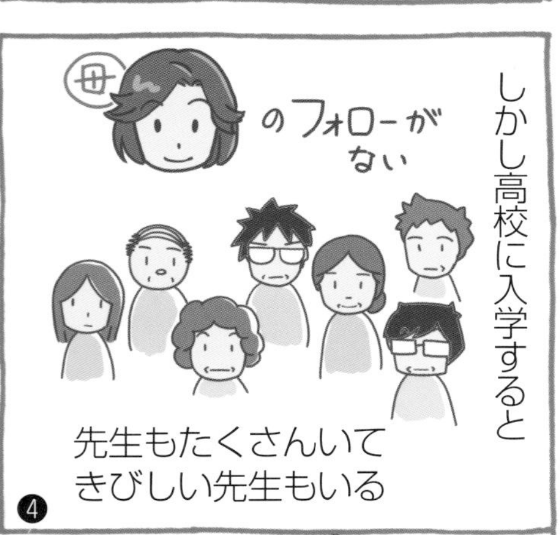

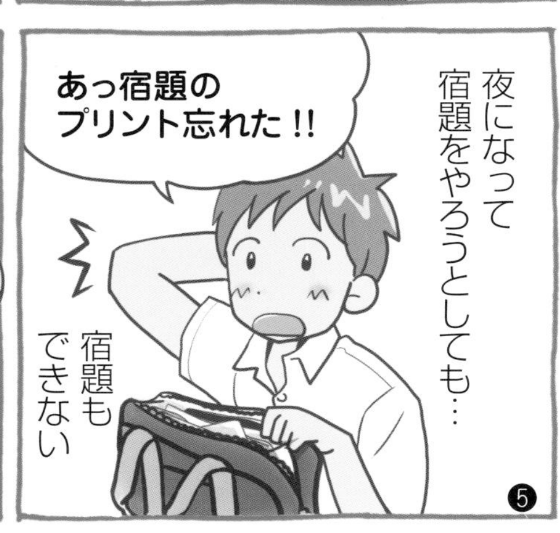

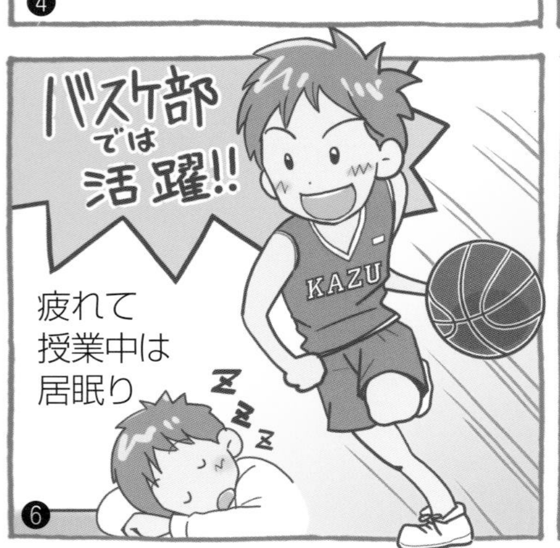

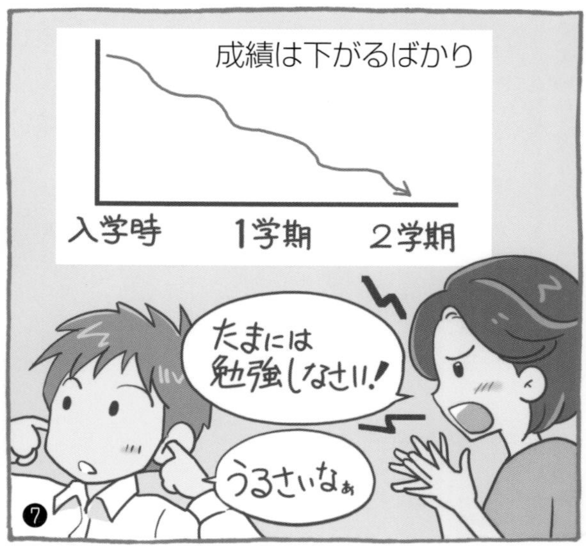

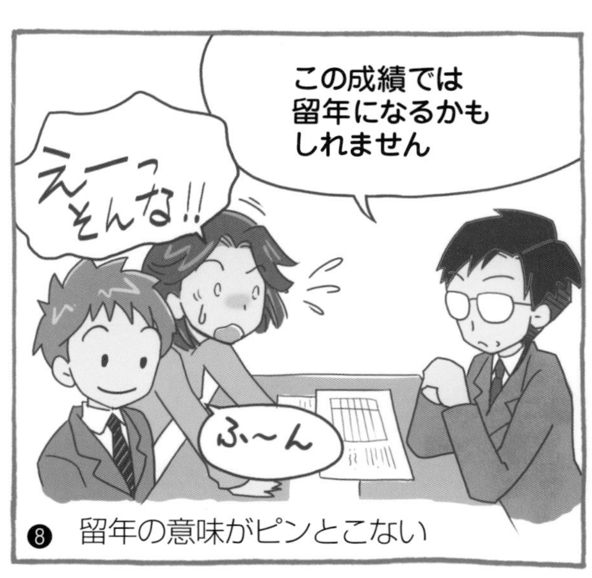

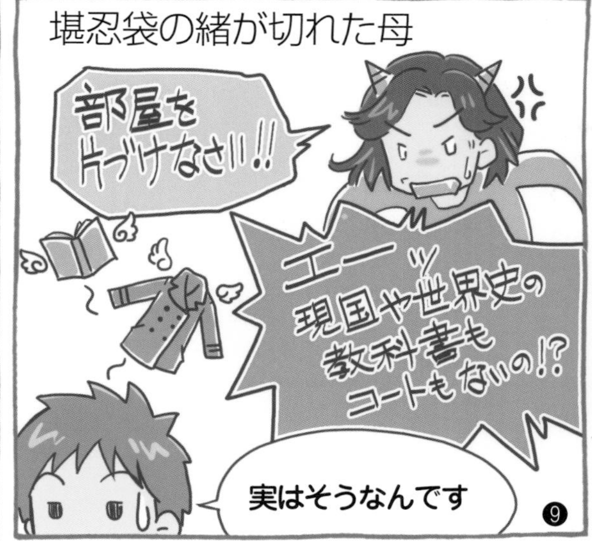

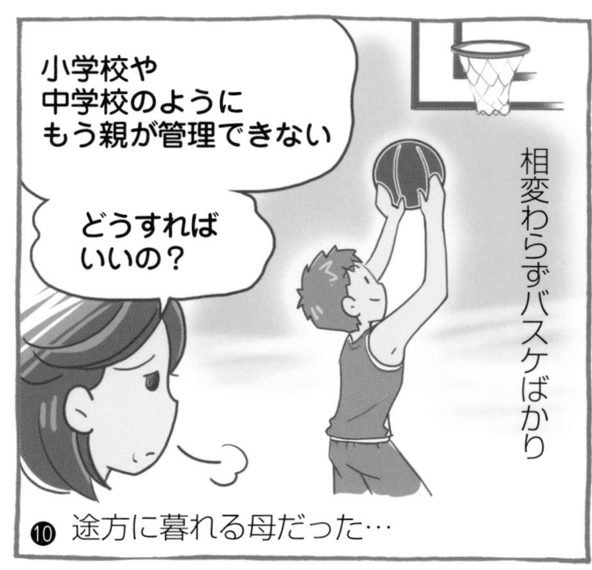

解説

勉強の遅れや忘れ物が多いなど、困った状況なのだが、実は周囲が心配するほど本人は困っていない。この「本人はそれほど困っていない」ことが多いのもADHDの１つの特徴。

●大人のスズキさんの場合

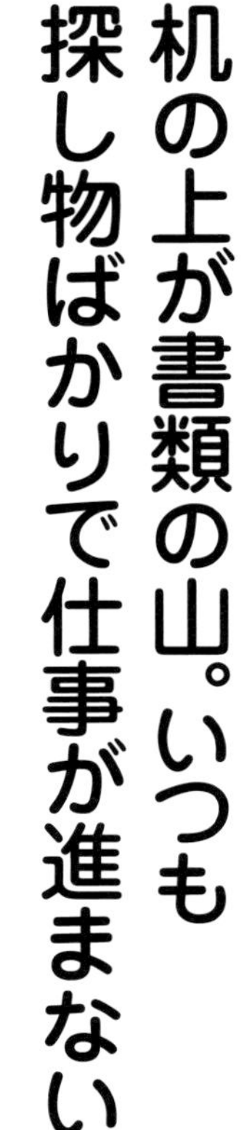

机の上が書類の山。いつも探し物ばかりで仕事が進まない

気さくで仕事もそれなりにできるが…
A社の見積書知らない？
先週お渡ししました

❶いつも探し物をしている

この間の書類はまだかね
今、やっています
ヤバイ、そろそろやらなくちゃ

❷書類の提出はギリギリか催促されてから

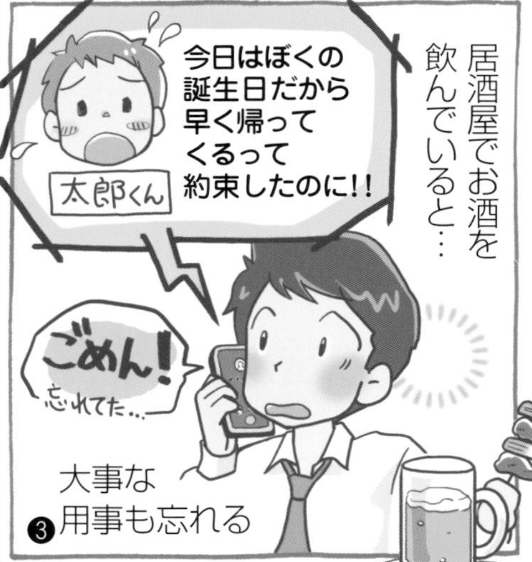

居酒屋でお酒を飲んでいると…
今日はぼくの誕生日だから早く帰ってくるって約束したのに!!
太郎くん
ごめん！
忘れてた…

❸大事な用事も忘れる

ママ〜ハンカチはどこ？
たんすの左側の上から2番目よ
もう10年以上もハンカチは決まった場所にあるのに…

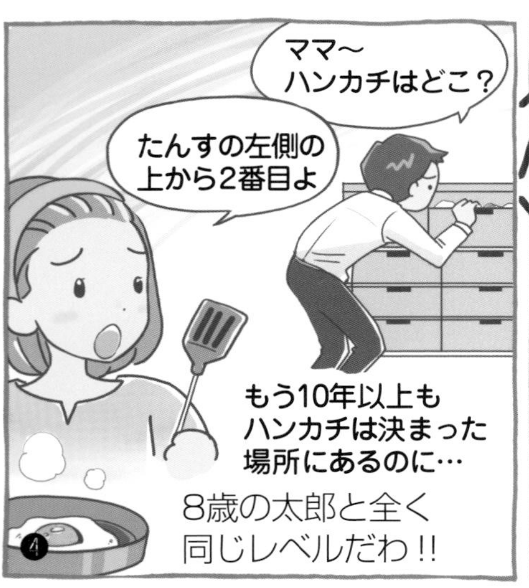

❹8歳の太郎と全く同じレベルだわ!!

営業職のスズキさんは人あたりもよく、まずまず仕事ができるが、整理整頓ができずデスクワークが苦手。忘れ物も多く、忘れた書類を奥さんが会社に届けることもよくある。

解説 ADHDは大人にも見られる。落ち着きのなさはしだいに消えても、せわしない動きやせっかちという形をとることもあり、不注意や「物事にとりかかれない」傾向は大人もあまり変わらない。

2

ADHDを理解して、正しく対応しよう

ADHDの症状・原因・対策

ADHDの治療の基本は、ADHDの特徴と原因を
正しく理解して、正しい対応をすること。
これまでのしつけの常識にとらわれず、
子どもの特徴に寄り添って、
ADHDとじょうずにつき合っていきましょう。

ADHDの症状を知って、子どもの行動を理解しよう

ADHDの主な症状は3つ

まずADHDの主な症状を解説します。ADHDの子どもたちには、不注意、多動性、衝動性の3つの症状があります。

不注意

宿題
プリント

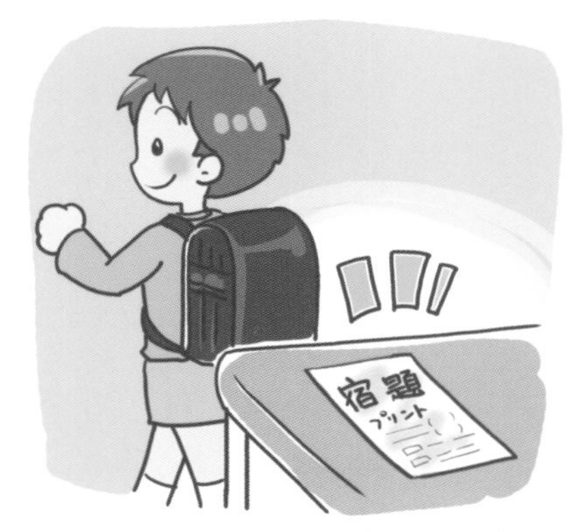

ものをよくなくし、忘れ物も多い。何をどこに置いたかをすぐ忘れ、いつも探し物をしている。授業中に課題を与えられてもとりかかりが遅い。勉強にとりかかっても話し声や車のクラクションなどちょっとした音にも気が散って、集中力が長続きしない。歯みがき、手洗いなど、毎日の日課をめんどくさがり、基本的なしつけに手がかかる。

多動性

ふら
ふら

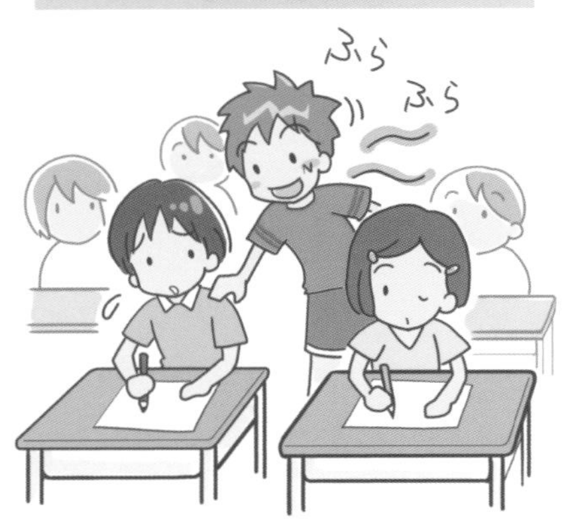

じっとしていられず、授業中や食事中もすぐ席を立ってウロウロしてしまう。手や足で何かをいじったり、物音を立てたりすることが多い。お客が来たり、外に食事に行ったりすると、興奮してはしゃぐので、親ははらはらする。たんすの上から飛び降りるなど、危険な遊びが多く、それに伴いよくけがをする。静かに遊んだり、読書したりするのが苦手。

衝動性

ブランコのるー!
並んでるのよ!?

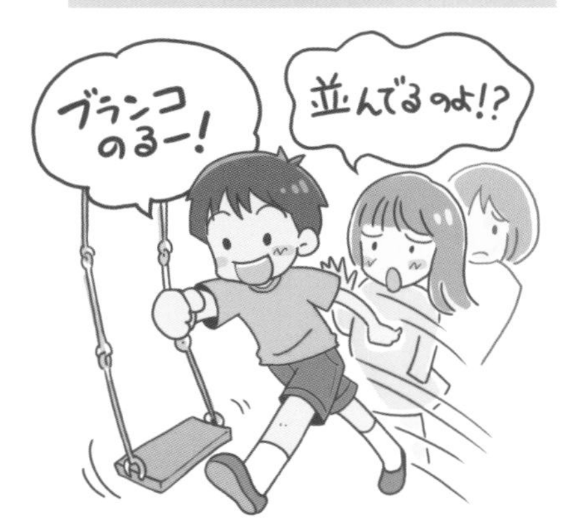

順番を待てない。みんなが列をつくって順番を待っているときも、列に並べず、割り込んで先にやりたがる。授業中でも、先生からの質問が終わる前に答えを言ったり、あてられてもいないのに答えを言ったりする。結果として的はずれなことや、聞かれてもいないことを答えるので、授業妨害をしていると思われる。他人に対してよけいな干渉をしたり、邪魔をしたりする。

ADHDは新しい疾患ではない

ADHDはこれまでずっと「性格」や「性分」と思われていたものの中から、医学的な概念としてまとめられた疾患で、新しい疾患ではありません。医学的な疾患としてとらえることで治療法が確立してきたので、ADHDの症状である「不注意」や「多動性」「衝動性」などの自分の欠点や弱点を、今までは「性格だからしかたない」とあきらめ、社会へのさまざまな不適応を起こしていた人も、社会生活や家庭生活に適応しやすくなりました。

典型的なADHD

『ドラえもん』に描かれるジャイアンとのび太はADHDの典型像。2人を使ってADHDの症例を説明しましょう。

のび太型

いじめられっ子ののび太は、不注意でぼんやりしているタイプ

のび太は気が散りやすく、忍耐心が乏しく、じっくり頑張れずに、はじめからダメだとあきらめてしまいます。困ったことが起こると原因を冷静に考えず、すぐ他人のせいにします。

授業中でも宿題をやっているときでも、あんなことができたら、もしこうだったらと、ぼんやり空想にふけっています。けれども人の気持ちがよくわかり、やさしい心にあふれています。

のび太はおとなしくて表立ってけんかなどの問題を起こさないので「問題児」という従来のADHDのイメージとは違いますが、不注意優勢型のADHDといえます。

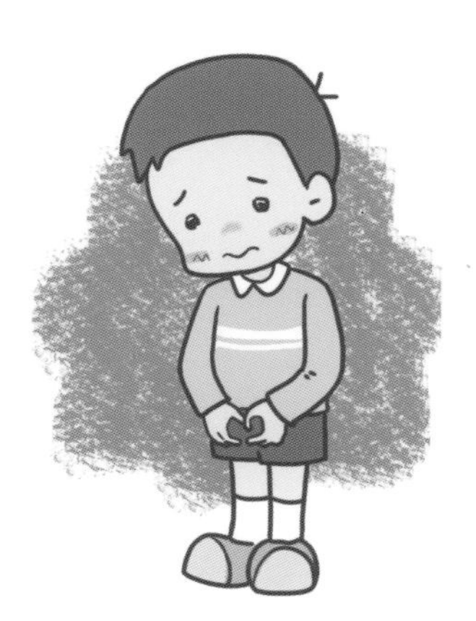

ジャイアン型

いじめっ子のジャイアンは、衝動的でがまんができないタイプ

ジャイアンは、のび太の煮え切らないぐずぐずした態度や、おどおどした様子にがまんなりません。“イライラ”し、“かっ”となってポカリとなぐります。思うようにいかないと、急に怒りだし、前後の見境もなく、衝動的にのび太をやっつけてしまいます。

勉強がきらいで、根気よくやろうという気持ちがありません。順番を守らず、身勝手で、「やりたいときがオレの番」だから、無理やり他の子を押しのけて割り込むこともあります。危ない遊びが大好きでもあります。

でもエネルギーのかたまりでいつも元気いっぱい。周りの子どもたちをグイグイと引っぱって、強引ですがリーダーシップを発揮します。

これらのADHDの基本症状は多動（活動性が異常に高いこと）であると長く考えられてきましたが、現在では抑制機能の不全が基本にあるとされています。

ジャイアンは衝動的で、学校では集中力がなく、落ち着きのない、感情の起伏が激しい古典的なADHDのタイプ（多動性–衝動性優勢型）なのです。

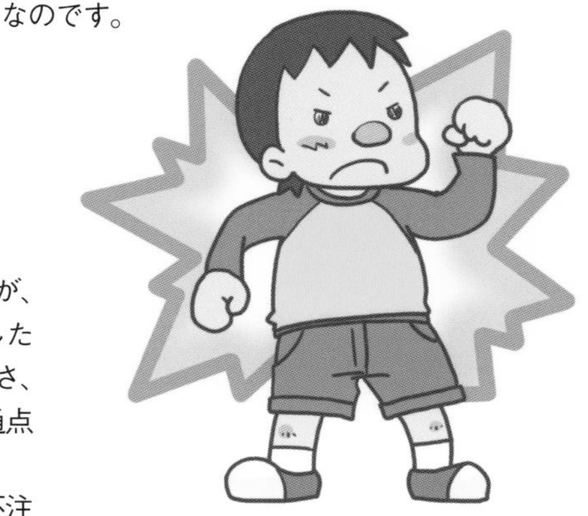

ジャイアン型とのび太型の共通点は

のび太とジャイアンの２人は全く違うように見えますが、忘れ物が多い、先生の指示に従うのが苦手、ちょっとした刺激で気が散りやすい、飽きっぽいという注意力の散漫さ、そして思いつくといても立ってもいられないという共通点があります。

ADHDには多動性や衝動性が目立つジャイアン型と不注意の目立つのび太型の他に、両方が目立っている混合型があります。

ADHDかどうかを知りたいときは、参考にしよう

ADHDの診断基準

アメリカ精神医学会によるADHD（注意欠如・多動症／注意欠如・多動性障害）の診断基準（DSM-5）です。ちょっとわかりにくいところもあるので、診断基準の表のあとに、わかりやすく書き直したものを加えました。

ADHDの症状は不注意と多動性および衝動性に分けられます。

ADHD Attention-Deficit/Hyperactivity Disorder（注意欠如・多動症／注意欠如・多動性障害）の診断基準

A （1）および／または（2）によって特徴づけられる、不注意および／または多動性-衝動性の持続的な様式で、機能または発達のさまたげとなっているもの

（1）（2）とも以下の症状のうち6つ（またはそれ以上）が少なくとも6カ月持続したことがあり、その程度は発達の水準に不相応で、社会的および学業的／職業的活動に直接、悪影響を及ぼすほどである

注：それらの症状は、単なる反抗的行動、挑戦、敵意のあらわれではなく、課題や指示を理解できないことでもない。青年期後期および成人（17歳以上）では、少なくとも5つ以上の症状が必要である

（1）不注意

a 学業、仕事、または他の活動中に、しばしば綿密に注意することができない。または不注意な間違いをする（例：細部を見過ごしたり、見のがしてしまう、作業が不正確である）

b 課題または遊びの活動中に、しばしば注意を持続することが困難である（例：講義、会話、または長時間の読書に集中し続けることが難しい）

c 直接話しかけられたときに、しばしば聞いていないように見える（例：明らかな注意をそらすものがない状況でさえ、心がどこか他所にあるように見える）

d しばしば指示に従えず、学業、用事、職場での義務をやりとげることができない（例：課題を始めるが、すぐに集中できなくなる、また容易に脱線する）

e 課題や活動を順序立てることがしばしば困難である（例：一連の課題を遂行することが難しい、資料や持ち物を整理しておくことが難しい、作業が乱雑でまとまりがない、時間の管理が苦手、締め切りを守れない）

f 精神的努力の持続を要する課題（例：学業や宿題、青年期後期および成人では報告書の作成、書類に漏れなく記入すること、長い文章を見直すこと）に従事することをしばしば避ける、きらう、またはいやいや行う

g 課題や活動に必要なもの（例：学校教材、鉛筆、本、道具、財布、鍵、書類、眼鏡、携帯電話）をしばしばなくしてしまう

h しばしば外からの刺激（青年期後期および成人では無関係な考えも含まれる）によってすぐ気が散ってしまう

i しばしば日々の活動（例：用事を足すこと、お使いをすること、青年期後期および成人では、電話を折り返しかけること、お金の支払い、会合の約束を守ること）で忘れっぽい

a しばしば手足をそわそわ動かしたりトントンたたいたりする、またはいすの上でもじもじする

b 席についていることが求められる場面でしばしば席を離れる（例：教室、職場、その他の作業場所で、またはそこにとどまることを要求される他の場面で、自分の場所を離れる）

（2）多動性および衝動性

c　不適切な状況でしばしば走り回ったり高い所へ上ったりする（注：青年または成人では、落ち着かない感じのみに限られるかもしれない）
d　静かに遊んだり余暇活動につくことがしばしばできない
e　しばしば〝じっとしていない〟、またはまるで〝エンジンで動かされているように〟行動する（例：レストランや会議に長時間とどまることができないかまたは不快に感じる、他の人たちには、落ち着かないとか、一緒にいることが困難と感じられるかもしれない）
f　しばしばしゃべりすぎる
g　しばしば質問が終わる前に出し抜いて答え始めてしまう（例：他の人たちの言葉の続きを言ってしまう、会話で自分の番を待つことができない）
h　しばしば自分の順番を待つことが困難である（例：列に並んでいるとき）
i　しばしば他人を妨害し、邪魔する（例：会話、ゲーム、または活動に干渉する、相手に聞かずにまたは許可を得ずに他人のものを使い始めるかもしれない、青年または成人では、他人のしていることに口出ししたり、横取りすることがあるかもしれない）

B　不注意または多動性-衝動性の症状のうちいくつかが12歳になる前から存在していた

C　不注意または多動性-衝動性の症状のうちいくつかが2つ以上の状況（例：家庭、学校、職場、友人や親戚といるとき、その他の活動中）において存在する

D　これらの症状が、社会的、学業的、または職業的機能をそこなわせている、またはその質を低下させているという明確な証拠がある

E　その症状は、統合失調症、または他の精神病性障害の経過中にのみ起こるものではなく、他の精神疾患（例：気分障害、不安症、解離症、パーソナリティ障害、物質中毒または離脱）ではうまく説明されない

出典：『DSM-5精神疾患の診断・統計マニュアル』（医学書院）

右の診断基準のAの項目を、わかりやすく書き直してみました。ADHDの子どもの特徴がよくわかると思います。

① 不注意

a　授業中に与えられた課題をこなせない。とりかかりが遅い。始めたとしても、いつまでもぐずぐずとしていて終わらない。課題を完了させられない。ケアレスミスが多い。

b　集中力が長続きしない。ぼんやりと窓の外を見たり、物思いにふけったりしている。「心ここにあらず」という印象を与える。根気がない、努力が苦手。

c　話しかけても、聞いていなかったり、正確に聞かなかったりする。うわの空でぼうっとしている。

d　規則・約束・ルール・言いつけを守れない。あるい

は途中で投げ出す。遅刻が多い。そうじなどをサボる。いつも注意されたり、立たされたりする。1つの活動が完了しないのに、他の課題に移る。1つのことを始めても次に移り、さらに別のことをするが、どれも完成しない。これは不注意だから起こる場合のみとする（これらの行為が教師や親への反抗心から行われている場合は除く。またルールやり方などが実はきちんと理解されていないためにできない場合も除く）。

e 計画を立てて、それに従うのが苦手。計画を立てるのはむしろ好きな場合もあるが、盛りだくさんな計画を立て、やりとげられない。途中で挫折する。着実にやれない。時間の配分ができず、夜遅くなってから宿題がたくさんあるのを思い出し、あわてる。夏休みの終わりになって、あわてて宿題を始める。提出期限に間に合わない。

f 勉強、宿題などをやらない。いやいややる。課題が少し難しかったり、手間がかかったりする場合には、すぐあきらめてしまう（注意を継続するのが困難なために）。漢字練習や計算練習などの毎日コツコツやるべき課題ができない。もともと知能の高い子では、やったとしてもザザッとおざなりにやる。十分努力しないという印象を与える。持続した勤勉さや精神的努力を必要とすることはできない。できることでも先延ばしにしがちである。字がきたない（書けるのに、字を丁寧に書こうという気持ちがない場合も含めて）。

g 宿題、教科書、鉛筆、ノート、鍵、傘などをよくなくす。その日に必要なものを忘れる。何をどこに置いたか、どこにしまったかすぐ忘れ、いつも探し物をしている。すぐそこにあっても、目に入らない。消しゴム、鉛筆などをよく落とす。課題に必要なものが散らかって、なくなったり、不注意に扱って壊れたりすることもある。

h ちょっとした物音ですぐ気が散る。話し声、隣室のテレビの音、車のクラクション、騒音に敏感。静かでないと勉強ができない。暑い、寒い、かゆい、痛いなどとよく訴える。周りの子が気になる。しばしば体の不調を訴える。

i 歯みがき、手洗い、決まった時間に勉強するなどの毎日の日課がきちんとできない。めんどくさがり、いやいややる。約束したことを忘れる。

基本的なしつけができない。手がかかる。「いくら言ってもできない」「いつも、言われないとできない」

対人関係では不注意のために会話の筋がはずれたり、

会話に集中できない。人の話を聞かないということでトラブルが起こることもある。

そこで、学校の先生の言うことなら聞くだろうという願いから、親はしつけを学校に求める。それに対して学校側は「このごろの子は、家庭でしつけができていない」という印象をもつ。

② 多動性・衝動性

多動性

a 貧乏ゆすりをする。いつも手や足で何かをいじったり、物音を立てたりする。しょっちゅう髪をいじる。つめをかむ、指しゃぶり、鉛筆をかむなどのくせがある。すわっていても落ち着かない。寝相が悪い。

b 勉強中や食事中にすぐ席を立つ。勉強、食事、ピアノの練習をしていても、しょっちゅう中断する。じっとしていられない。家の中を部屋から部屋へと歩き回っている印象を与える。終わるまで待てない。

部屋で勉強していたかと思うと、台所へ水を飲みに来る。台所まで来ると、何をしに来たのか、忘れてしまう。部屋へ戻ると思い出す。水を飲んだら勉強中だったのを忘れ、家族と雑談する。注意されて部屋に戻るが、しばらくするとまた別の用事でやってくる。

c お客が来ると、異様にはしゃぐ。話しかけ、うるさくつきまとう。外に食事に行って騒ぐ。興奮して大声でしゃべる。

たんすの上など高い所に上ったり、そこから飛び降りたりするのが好き。危険な所で遊ぶ。それに伴いよくけがをする。すり傷、切り傷が絶えない。よく転ぶ。ちょっとした所にぶつかる。

d 静かに遊んだり、読書したりするのが苦手。

e くつがすぐに傷む。洋服がすぐ破れたり汚れたりする。

f 非常におしゃべり。口の多動。青年や大人では多動は落ち着かないという気持ち、静かにすわっていられないという形であらわれることもある。

衝動性

g 質問が終わる前に、答えを言う。あてられていないのに、答えを言う。結果として的はずれなことや、聞かれていないことを答える。人の話が終わる前に笑う。

h 順番を待てない。割り込む。先にやりたがる。列に並べない。

i 邪魔をする。人への干渉をする。

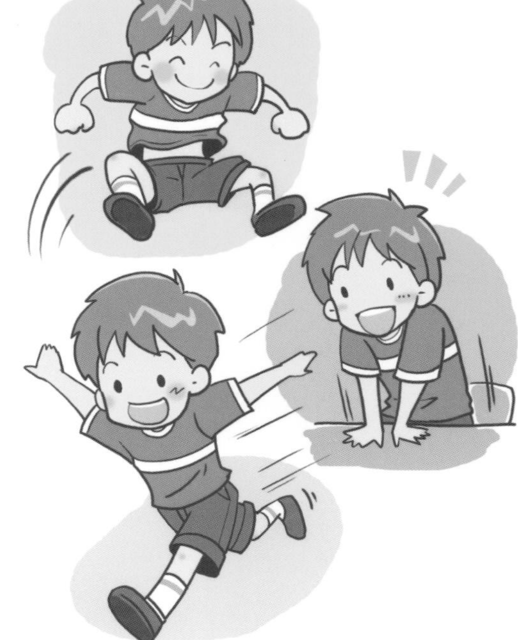

不注意、多動性、衝動性はどこから来るの？

ADHDの原因はなんだろう？

ＡＤＨＤの主な原因は脳の機能障害。つまり「不注意」「多動性」「衝動性」などの行動をしがちな「脳のつくり」になっているのです。

ADHDの主な原因は脳の機能障害

多動性
・落ち着かない

衝動性
・待てない

不注意
・集中が保てない
・忘れっぽい

実行機能の障害
・ルール、決まりを忘れてしまいがち
・過去の経験を生かせない
・未来（将来）を考えて計画できない
・やるべきことを記憶するのが苦手
・活動に必要な記憶の保持ができない（ワーキングメモリーが不足）
・目標に向かって計画を立てて行動できない
・感情、運動、衝動のコントロールがへた

報酬系の障害
・目的ある行動のための動機づけが困難
・自分が楽しい、興味があることでないと動機づけがしにくい
・将来のために今努力するのではなく、今を楽しみたい

＋

環境の要因

これらが複雑に絡み合って

ADHDの症状が強くなったり、弱くなったりする

ADHDの症状は、上記のように生まれながらの脳の機能障害が原因で、遺伝もありますが、それだけで症状があらわれるわけではありません。家庭や学校などの生活環境によって、症状が強くなったり、あるいは症状が弱くてほとんど目立たないこともあります。

ＡＤＨＤの子が自己コントロールするのが難しい理由——止まって考えるのが苦手

ＡＤＨＤの子どもは「目の前のでき事に反射的に感情のまま反応するので、結果を考えて行動するのが難しい」のです。

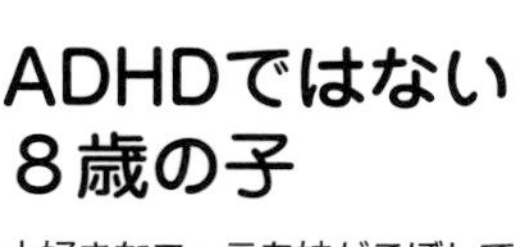

ADHDではない８歳の子

大好きなコーラを妹がこぼしてしまったとき、「せっかく飲もうと思っていたのに」と思っても、「でもまたついでもらえばいい」「妹もわざとやったのではないし、まあいいか」「早くふかないといけないな」などと考える。

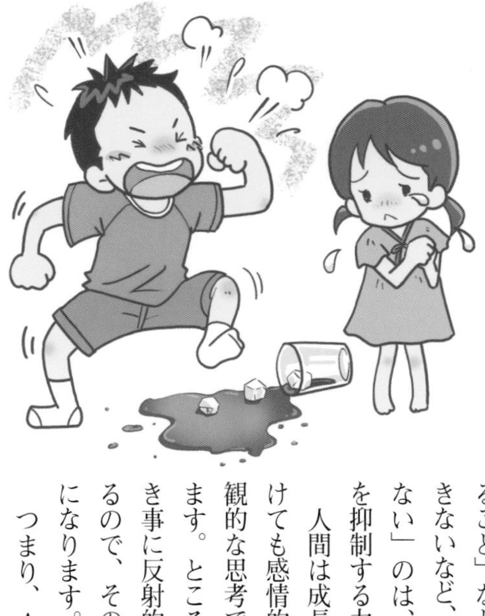

ADHDの８歳の子

「大好きなコーラが飲めなくなった」と怒る。「１歳や２歳の子どもであれば、怒ったり泣いたりするのもしかたないけれど、８歳の子どもが怒るなんて。それくらいがまんできないのか」と思われる。

感情のままに行動してしまう

「歯をみがく」「授業中はすわっていること」などを繰り返し言ってもできないなど、「当たり前のことができない」のは、ＡＤＨＤの場合の行動を抑制する力が弱いためです。

　人間は成長するにつれ、刺激を受けても感情的な反応を抑え、より客観的な思考で判断できるようになります。ところがＡＤＨＤの場合はでき事に反射的に感情のままに反応するので、その子のとる行動は衝動的になります。

　つまり、ＡＤＨＤを「セルフコントロール力、意志力、行動を未来に向けて組織する能力の障害」ととらえると、理解しやすいでしょう。そのため、きびしく叱ったり、体罰を加えたり、「やる気を出せ」と言ったりするだけではＡＤＨＤの子どもの力を引き出すことはできません。

ADHDの子が育てにくいわけは？

どうしてADHDが大変なの？

家庭生活や学校において、ADHDの子どものどのような特徴が問題になるのかを考えてみました。

やるべきことではなく、やりたいことを選んでしまう

ADHDではない子は、宿題をやらなければならないとき、「宿題をやってしまえば遊びに行ける」「宿題をしないとお母さんに叱られる」などの思考が働いて、「遊びに行きたい」という欲求を抑えて宿題をやります。しかしADHDの子どもは、さまざまな情報を利用して、自分の欲求や行動を抑制する機能がうまく働かず、今やるべきことではなく、今やりたいことを選んで実行してしまうのです。

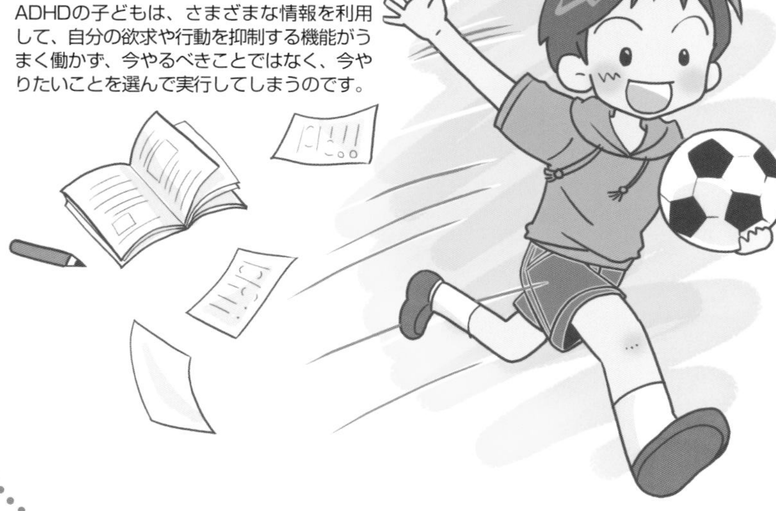

集中できない

「頑張れ」「まじめにやれ」と叱咤（しった）激励されても、ADHDの子どもは他の子より１つのことをなしとげるのにずっと多くの時間と努力、気力を要します。彼らは能力が欠けているのではなく、その能力を発揮し、目標のために持続して行動することが困難なのです。その子の「意志が弱い」のではなく、生まれつき脳がそういう仕組みになっているのです。

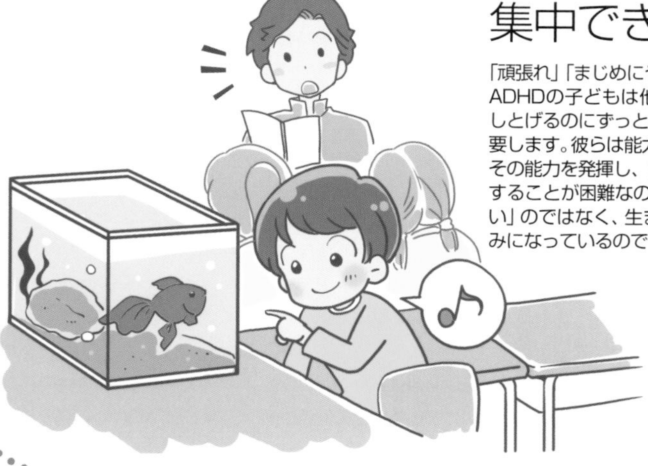

ワーキングメモリーが少ない

ADHDの子どもは覚えておくことが苦手なことが多いです。お母さんが３つ指示を出したとすると１つしか覚えておけない、やろうと思っていたことをすっかり忘れてしまって忘れ物をする、使い終わったものをポンと無意識にそのへんに置いてしまうので、どこに置いたかわからずいつも探し物をしています。記憶に関していろいろなトラブルが起こりがちです。

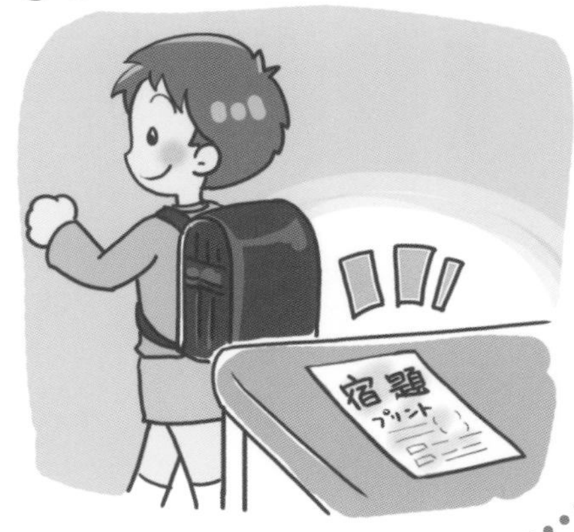

ADHDの子の年齢 ＝ 実際の年齢×$\frac{2}{3}$

ADHDの子どもの精神年齢は、実際の年齢の３分の２くらいに見積もるのがよいとされています。つまり10歳であっても、精神年齢は６歳程度と見ます。ADHDの子どもでは、行動の遂行に関わる脳の部位の皮質が厚くなるのに、ふつうより長くかかるという報告もあります。ですから暦年齢どおりに10歳として扱い、期待すること自体に無理があるのです。

待つのが苦手

友だちや先生との間にもしばしばトラブルが起きます。ADHDの子の反応の仕方や感情の激しさなどは周りからなかなか理解されにくく、周りの人は、「どうしてこの子はこうなのだ？」と困惑してしまいます。彼らは周りの状況を把握したり配慮したりすることがうまくできないために、行動や発言がしばしば自分勝手だととらえられがちです。

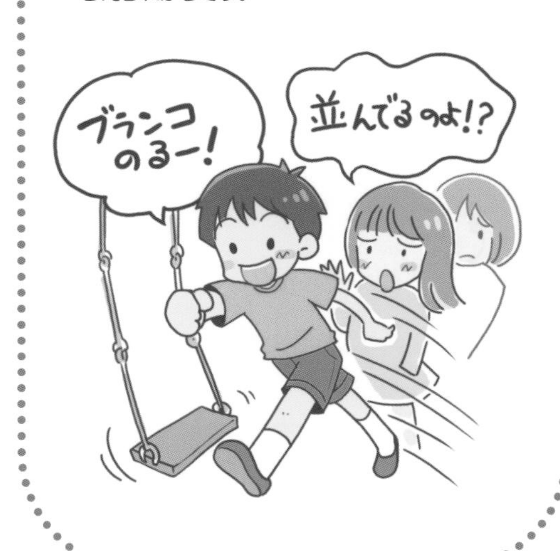

その他にも…

ADHDの主な症状は、落ち着きがない、飽きっぽい、順番を守れない、人から言われたことをするのが苦手、すぐに気が散る、静かに遊べない、忘れ物が多い、あと先考えずに突っ走る、危険な行動をするなどですが、これらの症状は子どもの場合にはふつうに見られ、子どもらしさそのものといえます。しかし、ADHDの子どもの場合には、こうしたことが同年齢の子に比べて著しく、しかも頻繁に見られ、年齢のわりに精神的に幼いために大変になってくるのです。

ストレスに弱く、あれこれ非難され続けると、しだいに自信を失い、積極的に物事に取り組むことができなくなっていきます。何か言えばトラブルになるという子は、「では、何も言わなければトラブルが起きないだろう」と口をつぐんで引っ込み思案になってしまうこともあります。

「ちょっと考えればわかること」が彼らにはわかりません。わかるまで時間がかかってしまうのです。また、まさに今ここでわかっているべきことが、すべてが終わってからわかるので、「時すでに遅し」となるのです。

ＡＤＨＤの子どもに問題が起こるのは、母親の育て方が悪いせいではありません！

子どもに問題があると、世界中どこでも「母親の育て方が悪い」とされがちです。しかし、ＡＤＨＤの子はもともとしつけが定着しにくい子どもなのです。

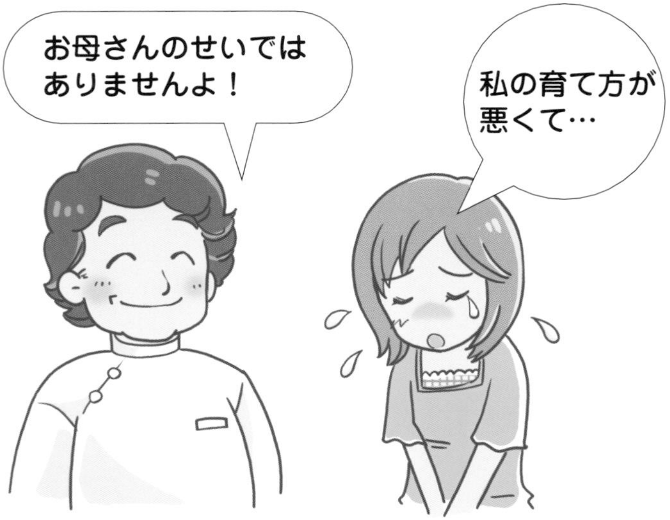

ＡＤＨＤの子はしつけに手がかかる

ＡＤＨＤの子どもに問題があると、教師や子どもの祖父母、他の父母から、「母親の育て方が悪い」と非難されることがありますが、それは間違いです。

ＡＤＨＤの子どもをしつけるのは簡単ではありません。親が一生懸命にやっても通常のしつけや教育がなかなか功を奏さないことが多いのです。１つのことをしつけるのに、ＡＤＨＤではない子どもでは10の努力が必要であるとしましょう。ところがＡＤＨＤの子どもが相手だと、20も30もの努力が必要となります。ある母親は15の努力をしても、子どもをうまくしつけられませんでした。あと5の努力が足りなかったのです。だからといって親の努力が十分でないといえるでしょうか。

しかもＡＤＨＤの子どもはいったん身につけたと思われる習慣も定着しにくいのです。

育てやすい子と育てにくい子がいる

ですから、はたからは家庭のしつけが行き届いていないように見受けられても、そうとは限らないのです。

その証拠に同じ家庭で同じように育てても、問題なく過ごせているきょうだいもいます。育てやすい子と育てにくい子はいるのです。

子どもの特徴を理解していれば、ちょっとした失敗も怒らずに、穏やかに笑って見守ることができます。

ＡＤＨＤを理解していれば、あせらずに、子どもの特徴に合った子育ての作戦を考え実行できます。

回り道や、寄り道をしてしまうかもしれないけれど、ＡＤＨＤの子どもの人生を、ともに楽しく過ごしていきましょう。

でも環境はとても大切

Bくん

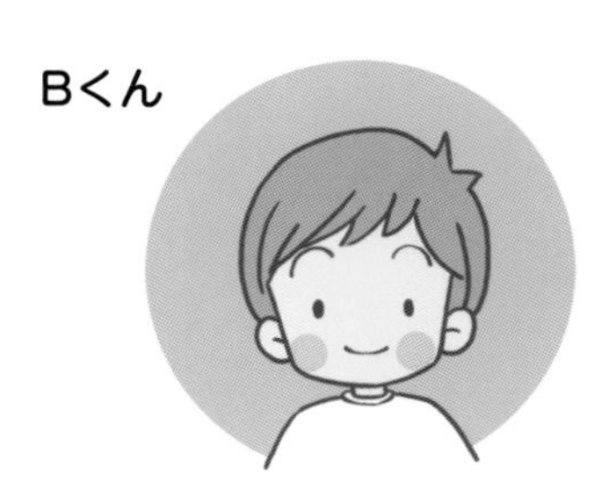

**ADHDをもつ３歳の一卵性双生児は
別々の家庭に引き取られて、育てられた**

Aくん

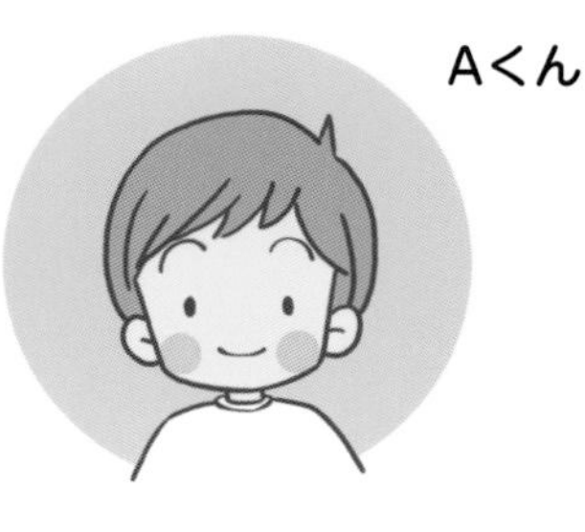

ぶたれたり、どなられたりしながら育てられる

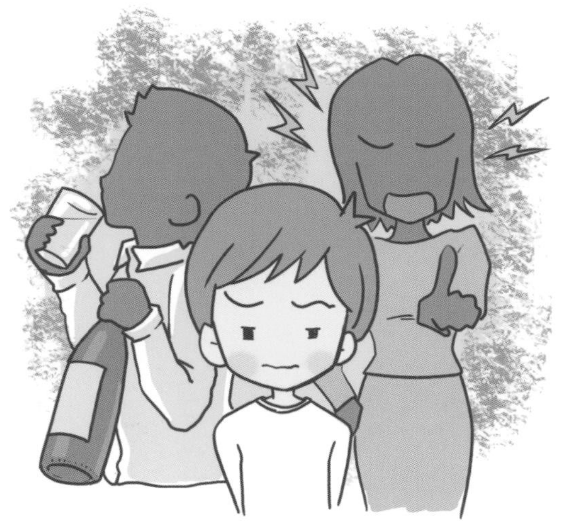

父親はお酒を飲むと家族に暴力暴言があり、母親はＢくんをかわいがったけれど、しつけがうまくいかず、生活に疲れ夫婦仲も悪い。

医師の診断を受け、愛情深く育てられる

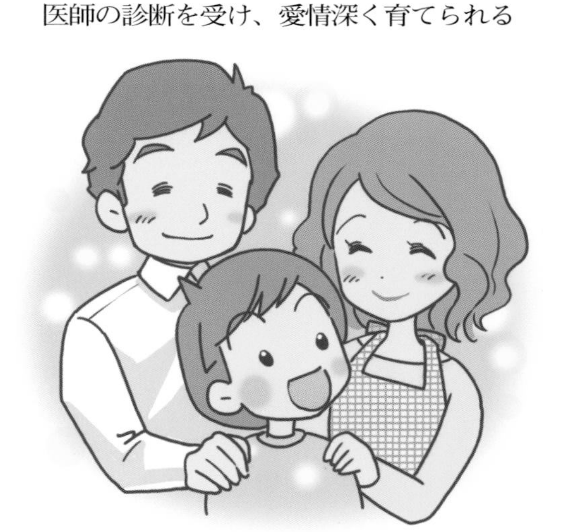

ADHDの特徴のため子育てに苦労するが、医師の診断を受け、家庭での関わり方を工夫しながら育て、学校の先生にも協力を求めた。

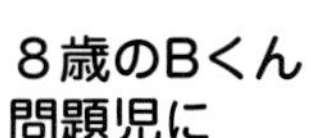

**８歳のBくん
問題児に**

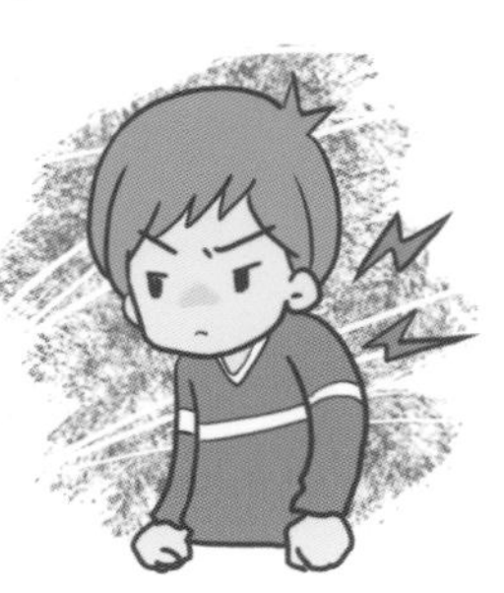

ADHDの子どもが育てにくいのは母親のせいではありませんが、環境は子どもの成長に大きな影響を与えます。この２人のように、同じ遺伝子をもち、ADHDとしては同じでも、８歳の時点で大きな違いがあり、このままの環境であれば、その差はさらに大きくなるでしょう。

**８歳のAくん
みんなと仲よし**

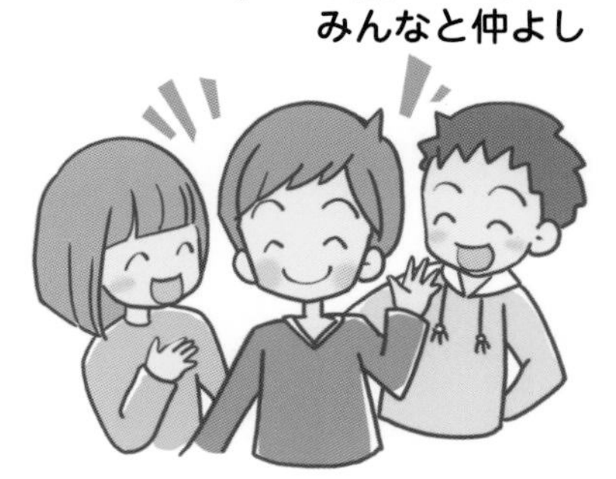

モーツァルトもレオナルド・ダ・ヴィンチもADHDだった！
ADHDのよい面を伸ばそう！

支え励ましてくれる人や理解者を得たり、みずからの努力によって、目標を達成したり、自分を生かす道を見つけ、充実した人生を送る人も多くいます！

ADHD的特徴は長所にもなる

ADHD的な特徴を幼いときにもっていたといわれる人々の中に、自由でユニークな発想をしたり、非常に創造的な仕事をしたり、独特の魅力で人を引きつけ、リーダーシップを発揮したりする人もいます。彼らの突発的、衝動的な思考回路は、既成の概念や様式にとらわれないがゆえに、誰も思いつかなかった仮説、発想の転換といったスパークを放つこともできるのです。ADHDの子どもが隠しもつ素晴らしい資質を引き出し、生かされるような社会をつくっていくことが、大人の使命です。

坂本龍馬もADHDだった

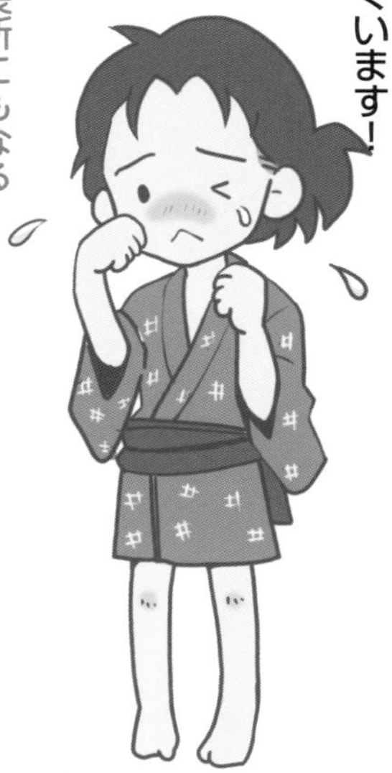

小さいころの坂本龍馬

鼻たれの泣き虫

10歳になっても寝小便

寺子屋の師匠から、のみ込みが悪いと見放される

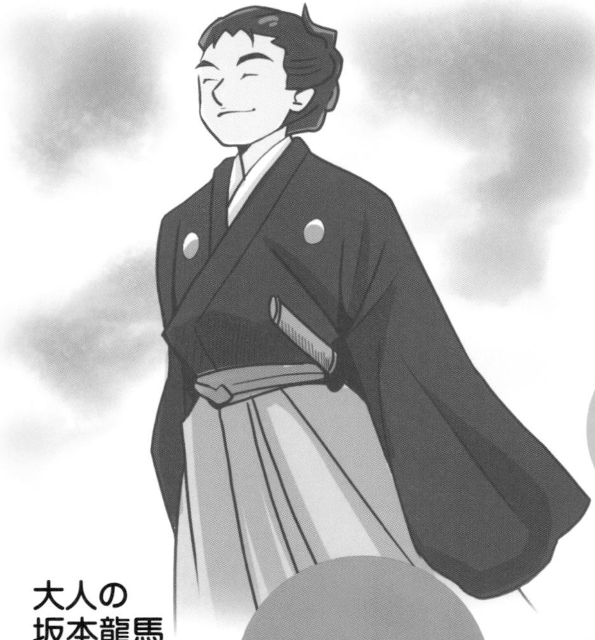

大人の坂本龍馬

既成の学問を修めなかったゆえに、広い世界観をもつ

剣の達人

日本の新しい体制の確立のために活躍

ADHDの特徴を言い換えると

その1 “不注意”といわれる症状を長所と考えると

綿密に注意することができない	直感的で柔軟に対処できる
注意の持続ができない	切りかえが早い 新しい場面に適応しやすい
順序立てた活動ができない	突拍子もない思いつき 新しいアイディア
毎日の活動を忘れる	日常の決まった流れにしばられない 創造的
精神的努力の持続を要する課題をきらう	よりよいやり方を模索する場合も

その2 “落ち着きがない”といわれる症状を長所と考えると

しゃべりすぎる	コミュニケーションに積極的
落ち着きがない	動くことが苦ではない
じっとしていない、エンジンで動かされているように行動	エネルギー量が多い
質問が終わる前に答える	素早い反応をする
他人を妨害、邪魔する	ちゅうちょせず、介入する

ADHDと間違いやすい発達障害

LDやASDはADHDと症状は似ていますが、対応は違います。ADHDの治療でうまくいかないときは他の発達障害かもしれません。

LDは極端に苦手な勉強がある

LD(Specific Learning Disorders：限局性学習症)を併発しているADHDの子どもも多くいます。LDは全般的な知的能力は標準的なのに、本を読むことだけが極端に苦手、あるいは算数の能力だけに大きな落ち込みがあるというように、ある分野の学力が他の学力に比べて著しく劣っています。

たくさん練習するというやり方ではあまり効果が出ず、子どもの特徴に合わせて教え方を工夫する必要があります。

また場合によってはタブレットを利用して板書などの苦手な作業を行うなど、合理的な配慮で本人の負担を軽減します。ADHDもLDも学習の遅れが問題となるのですが、対応は下記のように違ってきます。

ADHDとLD（限局性学習症）

ADHDの子の約9割は学習上の問題を抱えている

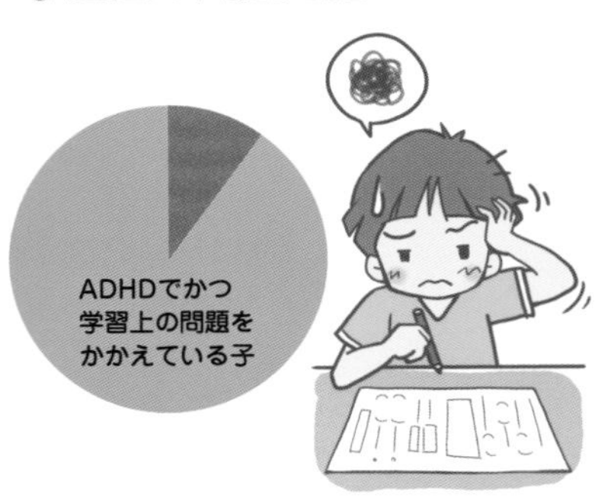

ADHDの子の約30%はLDをもっている

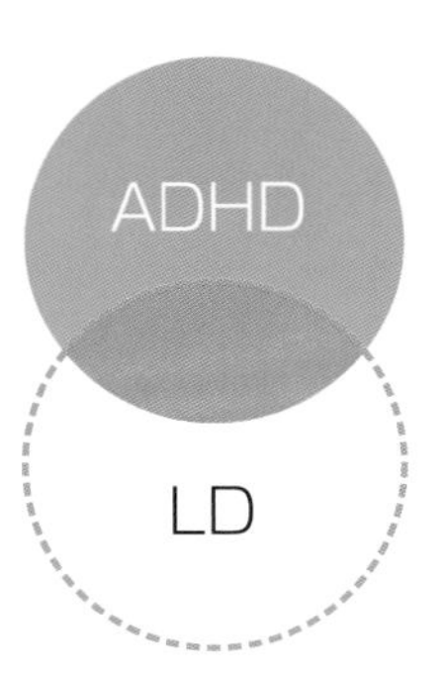

ADHDの子の約30%はLDをもっているといわれ、約9割の子は学習上の問題を抱えている。たとえば計算問題ができないといっても、ADHDの子どもの場合には集中力が持続しないことが原因だが、LDの子どもは数字や算数という概念そのものを理解していないことが主な原因。どちらも叱ればできるようになるということはない。

ADHDの子どもは静かな環境で勉強したり、できたらごほうびをあげるなどの動機づけなどでやる気が起き、集中して勉強に取り組むことができる。しかし、LDのある子どもではそのような工夫だけではあまり効果がない。たとえば読むことが苦手な子なら、イラストのような「教え方の工夫」が必要となる。

ADHDは環境の工夫でモチベーション維持を目指す

15分勉強したら
テレビゲーム
してもいいよ！

LDは教え方の工夫で

きれいな花がさいています

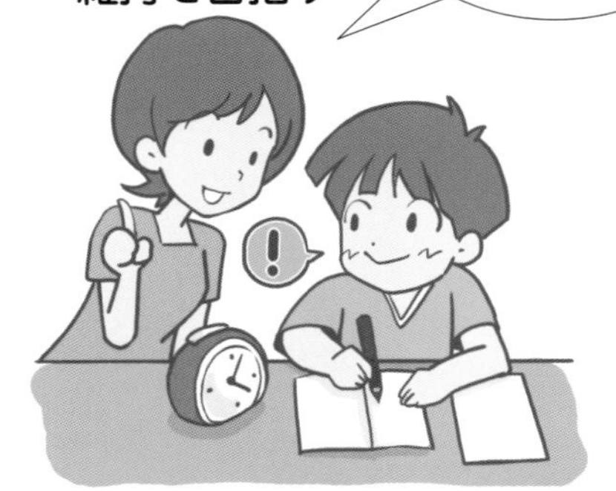

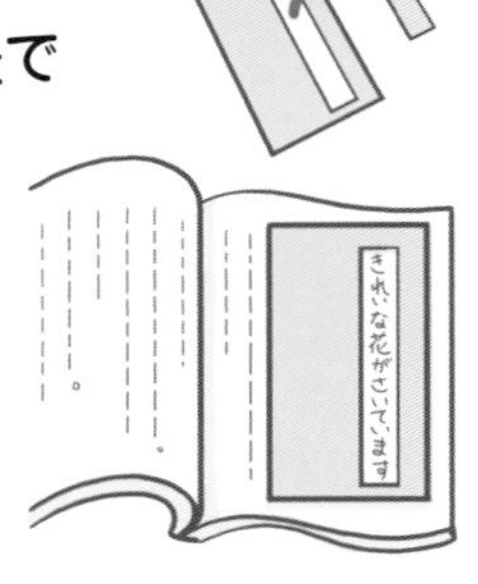

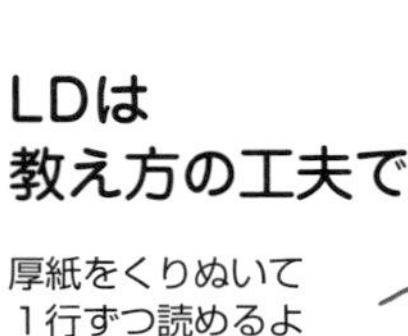

厚紙をくりぬいて1行ずつ読めるようにする。

ADHDとASD（自閉スペクトラム症）

ASD（自閉スペクトラム症）とは

- 社会性（対人関係）の障害
- コミュニケーションの障害
- 社会的想像力の障害

上記のような特徴がある障害（広汎性発達障害、自閉症、非定型自閉症やアスペルガー症候群、高機能自閉症〈知的な遅れを伴わない自閉症〉、特定不能の広汎性発達障害など）が自閉スペクトラム症である。

自閉スペクトラム症の山

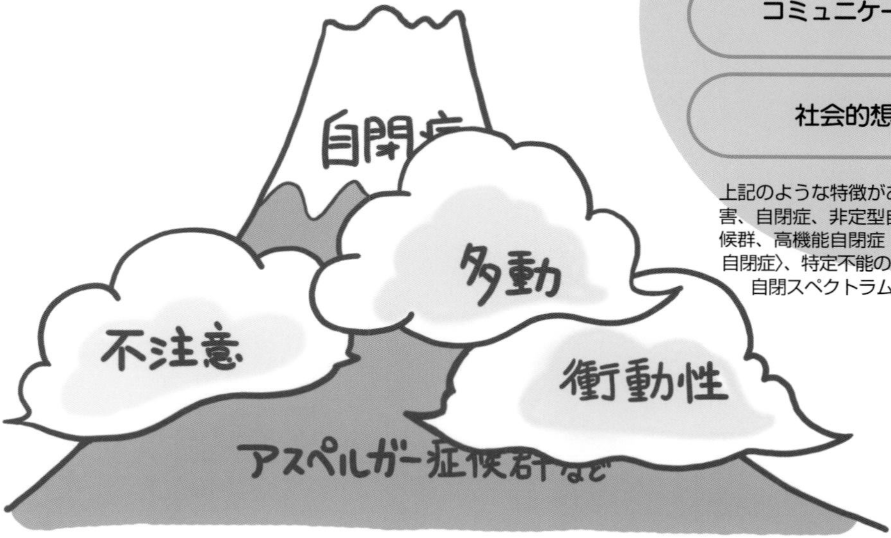

自閉症
多動
不注意
衝動性
アスペルガー症候群など

落ち着きがなくいつも動き回っている、日常生活の基本的な習慣ができないなどの不注意、多動性や衝動性の症状があると、それに目を奪われてしまい、自閉スペクトラム症の特徴に気づかない場合も多くある。

ASDはADHDと似た症状を示すことがある

ASD（自閉スペクトラム症）には、上記のような3つの基本的な障害がありますが、ADHDとASDには、非常に類似している場合も多くあります。しかしそれぞれの障害への対応には違いもたくさんあります。

DSM-5では、ADHDとASDの合併が認められるようになりました。

ADHDの症状は比較的見てわかる症状ですが、ASDの症状は注意深く観察しないとわからないことも多いものです。不注意、衝動性や多動性の症状の下に、人との関わりが不器用、コミュニケーションが苦手、相手の気持ちがわかりにくい、こだわりが強いなどのASDの症状があれば、それに対しても対応が必要です。

一見うまく適応しているようで、内面では集団生活が非常に苦痛という子どももいますので、注意深く見てあげましょう。

ADHDはなぜ治療が必要なの？

ADHDの子どもたちは実は昔からいました。
なぜ今、治療が必要になったのでしょうか？

治療するとよくなる

診断を受ける

- 子どもの得手、不得手を見極める
- 子どものいい面を引き出せるような方策を知る
- 自分たちが陥っていた、子どもへの誤った対応を知る

治療を始める

- 子ども自身の生活を過ごしやすくする
- その子が本来もっている力を発揮しやすいようにする

なるほど！
子どもへの関わり方がわかってくるのね

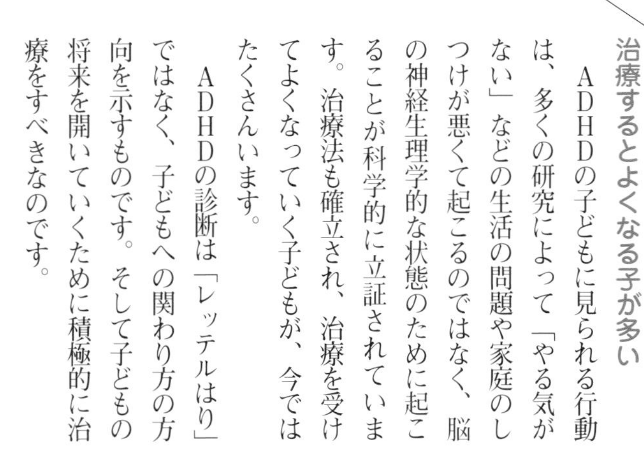

治療するとよくなる子が多い

ADHDの子どもに見られる行動は、多くの研究によって「やる気がない」などの生活の問題や家庭のしつけが悪くて起こるのではなく、脳の神経生理学的な状態のために起こることが科学的に立証されています。治療法も確立され、治療を受けてよくなっていく子どもが、今ではたくさんいます。

ADHDの診断は「レッテルはり」ではなく、子どもへの関わり方の方向を示すものです。そして子どもの将来を開いていくために積極的に治療をすべきなのです。

子どもの生活が少しずつ楽になる

不注意の症状からくる
不都合を、
減らすことができる

授業や
さまざまな活動への
参加がしやすくなる

落ち着いて
過ごせるようになる

自己コントロールの力が ついてくる

適切に関わっていけば、学年が上がるにつれてずいぶんと落ち着き、自己コントロール力もしだいについてきて、ADHDの子どもも自分の力を伸ばしていくことができる。

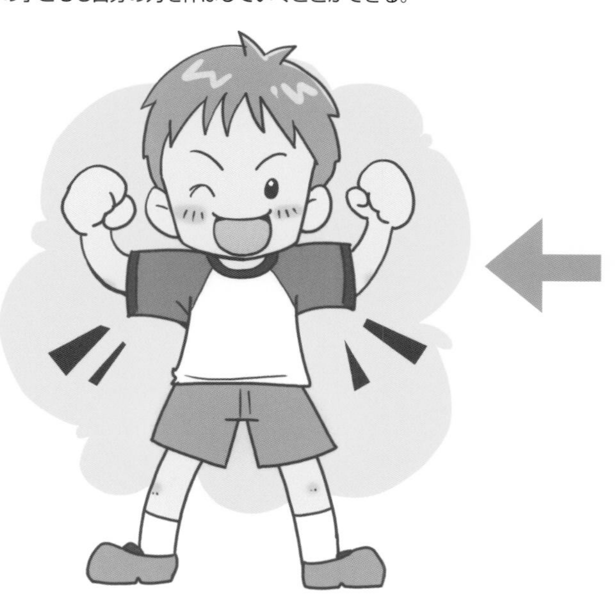

ねばり強くつき合えば伸びる子ども

たとえば落ち着きがなく、集中することが難しい子どもは授業のさまたげになる場合もあります。一方その子の立場に立ってみれば、症状のために授業中に十分に学べていないことになります。また課題や宿題をするのを先延ばししたり、いやいやながらしたりするため、本来の子どもの力が十分に発揮できないということにもなります。

提出物が出せない、授業態度がよくないなどで内申点が悪く、進学するときにも希望する学校に行けないという結果になるかもしれません。

不注意のため大事な約束の時間を守れず、大きなチャンスを失うということもあるかもしれません。

また目の前の楽しいことを選んでしまい、先を見越した合理的な決定をできないということも起こります。

その子のもつ本来の力を出せずに後悔してしまうことがないように、ADHDの治療が必要になるのです。

もし治療をしなかったら？

ADHDの治療が行われなかったため、不登校などの二次障害を引き起こし、つらい思いをする子どもが多くいます。

ADHDの子ども
対応を変えない
ほんとにダメな子ね！
医師の診療を受けない
病院ってちょっと…
治療を受けなかったり、受けても有効に行われない

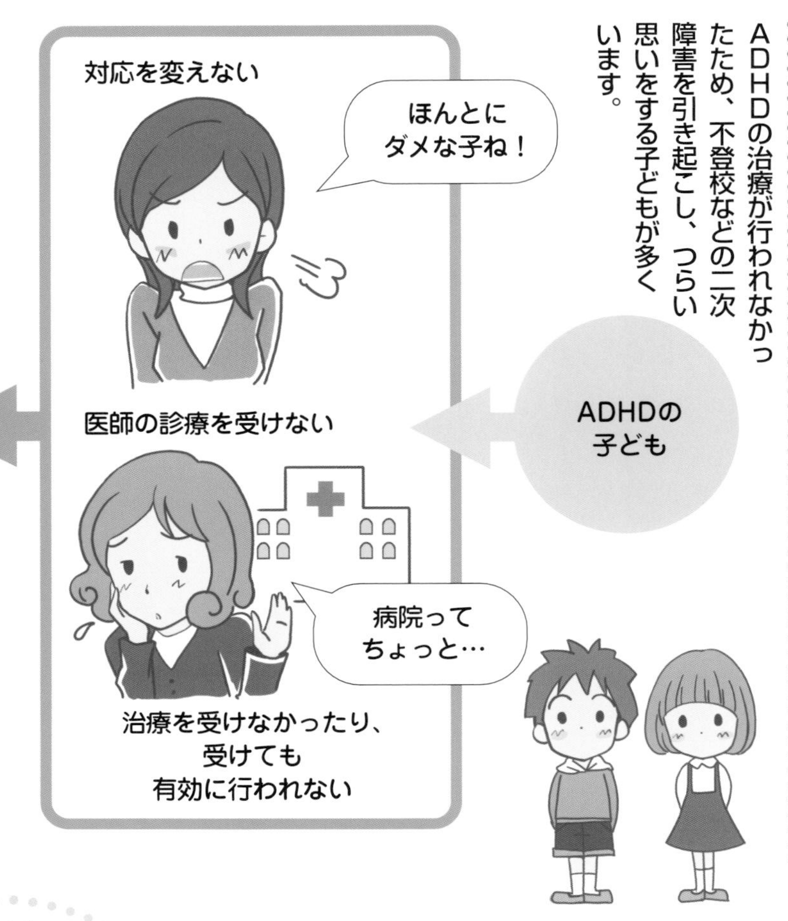

ADHDが原因で二次的に困ったことや心配なことが起きる

不登校

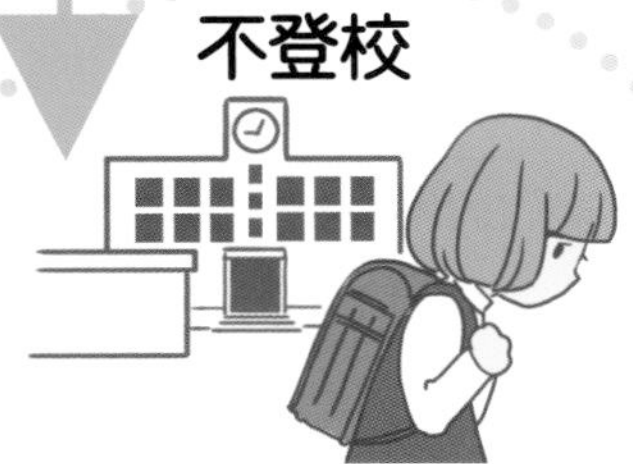

学校での集団行動がうまくできなかったり、あるいはいじめられたりするなど友だち関係がうまくいかず、学校が楽しくなくなって不登校になることも多い。また、学習面で遅れがあると学校は居心地がいい場所ではなく、授業態度や学習などで先生に叱責されることが重なると、学校へ行きたがらなくなってくる。

二次障害でさらにつらくなる

ADHDの子どもは叱責されることが多いため、自分より弱い立場の者をいじめてむしゃくしゃする気持ちをまぎらわせようとしたり、また自分に自信をなくしたり、学校への不適応を起こすことがあります。このように二次的に起こってくるさまざまな障害を二次障害と呼びます。

ですから、いじめや非行のような問題に発展する以前の段階、時期的には思春期に突入する前、子どもが学業でつまずき始める初期の段階で、周りの大人たちが適切な対応をすることはとても大切なのです。

学業不振

勉強が
わからない

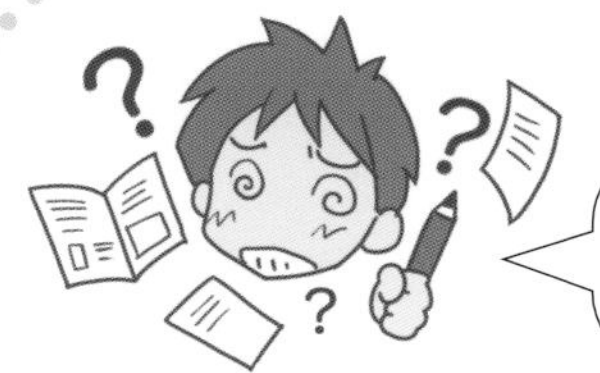

ADHDの子どもは知能的に低いわけではない。しかし小さな音にも気が散る、じっとすわっていることが苦手といった特性のため、1つのことに集中するのが苦手なので、学習面で遅れが出てしまう。また先生の話を最後まで聞けず、忘れ物が多くて学習に必要なものがそろえられないことも、学業不振につながってしまう。

自己評価が下がる

私って
何をやっても
ダメだ

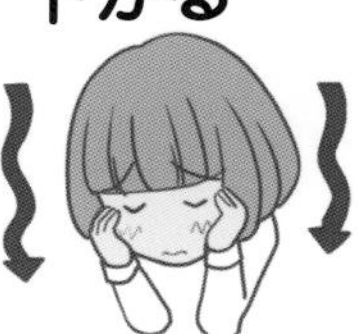

親や学校の先生から怒られることが多く、勉強や運動がうまくいかないと、「私は何をやってもダメな人間」と思い込んでしまう。自己評価が下がると「どうせ何をやってもダメだ」と思う。抑うつ的になることもある。

いじめる

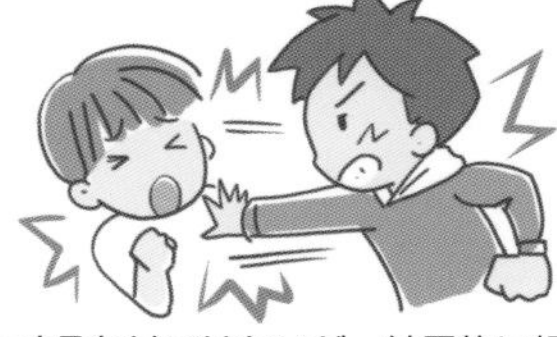

わざとするわけではないが、結果的に相手を傷つけてしまうことがよくある。面白半分でやったことが結果として相手にけがをさせたり、注意しても何度も繰り返すので、意図的にいじめていると受け取られたり、性格が悪いと思われたりもするのできらわれることも。

いじめられる

あんたとは
もう遊ばない

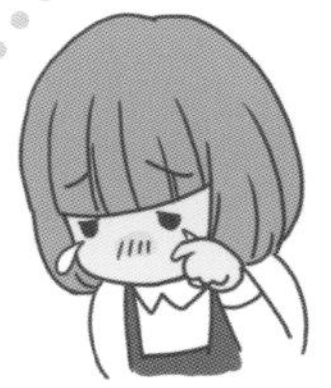

授業に必要なものを忘れて叱られたり、作業の手順をきちんと覚えていなくて失敗したり、ぼんやりしていてクラス全体の流れに乗れないなど、さまざまな活動ができないとみんなからおいていかれ、仲間はずれにされやすい。ちょっとしたからかいを受けたり、冗談めかしてバカにされることも多い。

交通事故や妊娠

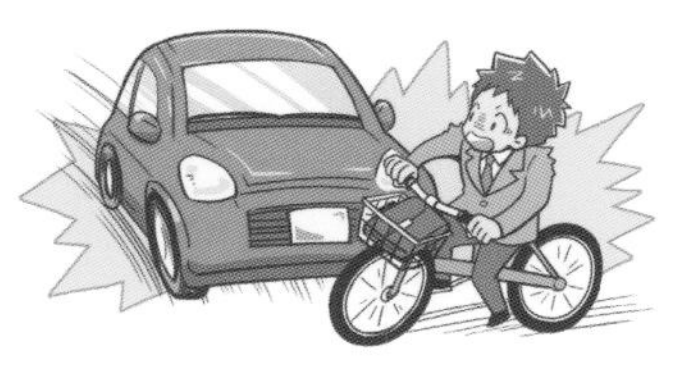

先を読んで計画的に行動するのが苦手なADHDの子どもは、交通事故を起こしやすいこともある。また十代で妊娠したり出産したりするなど、性的に早熟になる場合もある。

反抗挑発症や素行症など

ADHDの子どもが誤解され、誤った対応を受け続けていくと、学童期に入るころには反抗挑発症を合併したり、さらに、思春期に入る前後から素行症を併発することがある。反抗挑発症とは、かんしゃくを起こしたり、故意に他人をいらだたせたりすることを繰り返すこと。素行症とは他人に対する攻撃性が顕著で、ウソをつくことや窃盗を繰り返すこと。どちらも社会的、学業的、職業的に著しい問題を引き起こす障害である。

親がまず子どもにしてあげられることは？

親がどのように関わるかで、ＡＤＨＤの子どもの様子はどんどん変わります！

具体策 1

とにかく大事なのは対応を変えること

まず親がＡＤＨＤの子どもにしてやれることは、「どなる」「たたく」「言葉で傷つける」など、不適切な対応をやめることです。

これだけでも、子どもの生活に大きな変化が起こります。子どもの生活に大きな変化が起こります。これがＡＤＨＤの治療の重要な出発点です。軽度のＡＤＨＤであれば、これだけでも、かなりの治療効果を上げることができます。薬物治療が必要な子どもの場合でも、子どもへの対応の工夫がなければＡＤＨＤの治療は成り立ちません。

治療の出発点＝不適切な対応をやめよう

×どなる

×たたく

×言葉で傷つける

対応を変えるだけで治療効果がある

これまで述べてきたように、周りの大人の対応によって、ＡＤＨＤの子どもはＡＤＨＤの症状を乗り越えることもできますし、反対に社会に適応しにくくなることもあります。

ＡＤＨＤを理解しよう

理解すればあきらめずにつき合える

子どもへの関わり方を考えていくうえでとても大事なのは、ＡＤＨＤを理解すること。親にとってＡＤＨＤの子どもの行動は理解に苦しむことも多く、子育ての自信を失わせることもあります。

しかしＡＤＨＤの特徴を理解することによって、あきらめずに子どもと関わることができます。子育ても楽しくなります。

悪循環から脱出しよう

悪循環を断ち切るのは親です！

ADHDの子どもがいる家庭では、子どもの状態に振り回されて親の対応がうまくいかず、さらに子どもの状態が悪くなるという悪循環がよく起きます。そうなると親子関係がぎくしゃくし、ひびが入ってしまいます。この悪循環をどこかで断ち切る必要があります。

誰がどうやって断ち切ればいいのでしょうか？「子どもが私の言うことをもっと聞いてくれたらいいのに。そうすれば私もあれこれ言わなくてすむのに」と思うでしょう。でもあなたと子ども――どちらにその能力が備わっているのでしょう？

それはもちろんあなたです。

ですから、お母さん、お父さん、勇気と希望をもって関わり方を変えましょう。

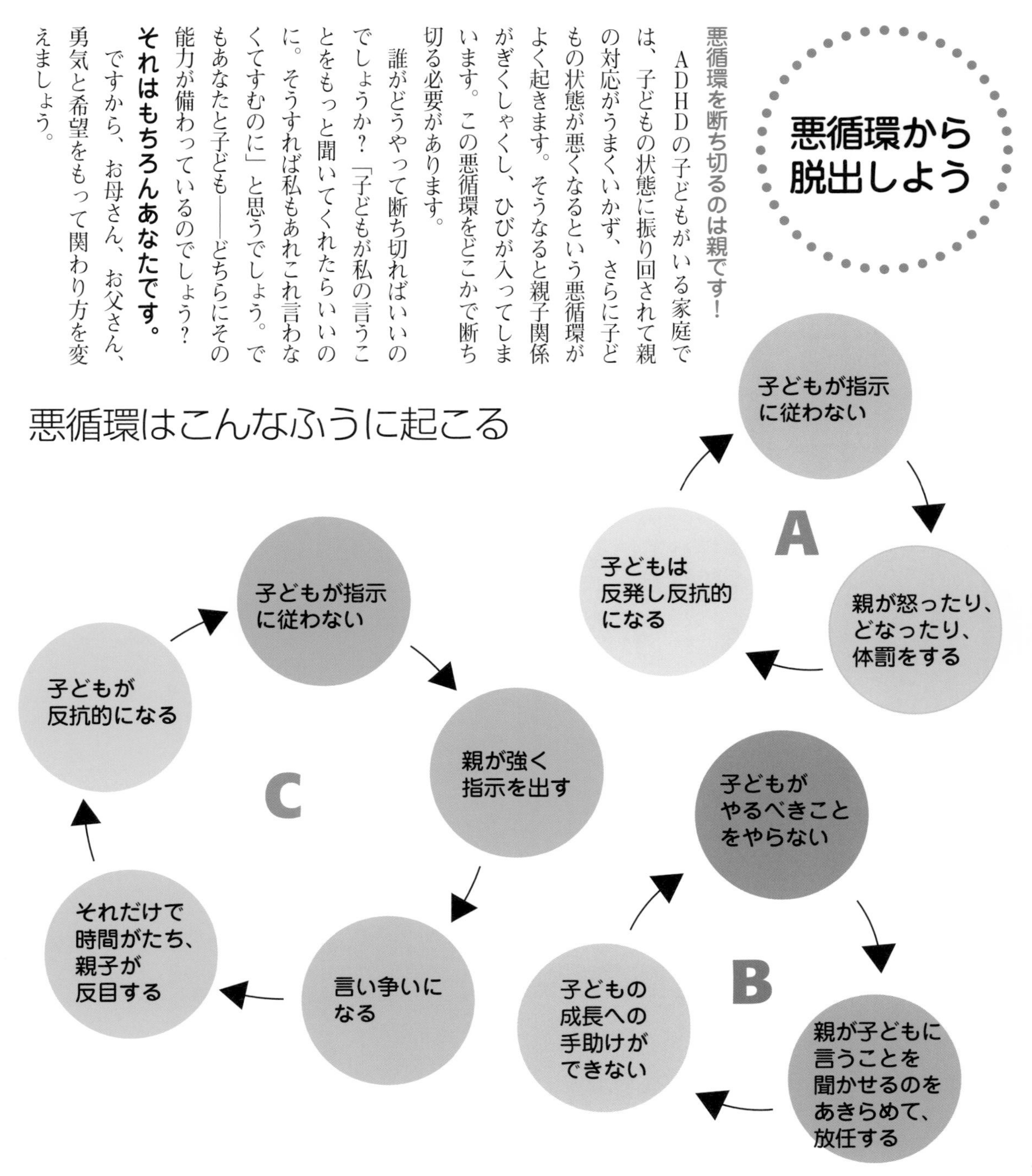

悪循環はこんなふうに起こる
A
子どもが指示に従わない
親が怒ったり、どなったり、体罰をする
子どもは反発し反抗的になる
B
子どもがやるべきことをやらない
親が子どもに言うことを聞かせるのをあきらめて、放任する
子どもの成長への手助けができない
C
子どもが指示に従わない
親が強く指示を出す
言い争いになる
それだけで時間がたち、親子が反目する
子どもが反抗的になる

具体策 2

本などで知識を得よう。必要なら専門家に相談

ADHDかもしれない、育てづらいと感じる

ADHDに関する本を読んだり、本に書いてある対応策を取り入れる

それでもうまくいかないのなら

まず、近くにいる人たちに相談してみよう

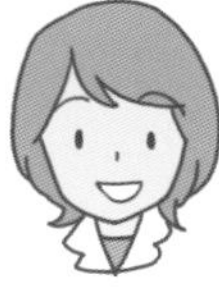
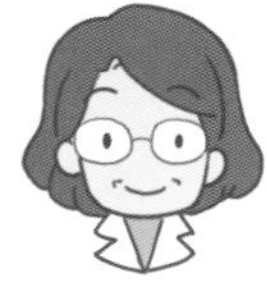
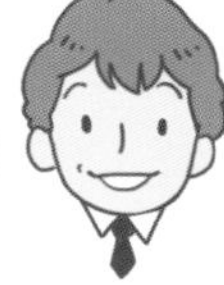

学校の先生　スクールカウンセラー　養護教諭　教育相談所カウンセラー

まずは学校の先生やスクールカウンセラーに相談しよう。必要なら自治体の教育相談所や保健センターなど、公共の窓口で相談してみよう。話を聞いてもらって納得できればそれでいいし、もっと具体的なアドバイスが欲しかったら、そこから子どもの発達の問題を取り扱っている病院などを紹介してもらうこともできる。

それでもうまくいかないのなら

「子どもの発達」を扱っている病院で診療を受ける

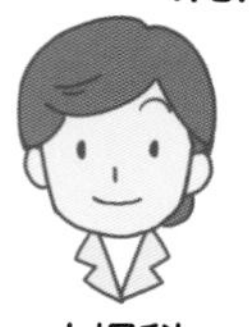

小児科　精神科　心療内科

「子どもの発達」は、病院によって小児科、精神科、心療内科、児童精神科など、扱う診療科が違うので、病院へ問い合わせて聞いてみるといい。自分が疑問に思っていることに答えてくれる先生を探す。でもみずからも本などを読んでADHDを理解しよう。

こんな人を探そう！

- ●疑問に思っていることに答えてくれる人
- ●一緒に考えてくれる人

1人で抱え込まずに専門家に相談

まずは本などを読んで勉強して、本に書いてあるADHDの子どもへの対応法を取り入れてみましょう。

それだけでは解決しない場合は、幼稚園や保育園、学校の先生やスクールカウンセラー、養護教諭などに集団での様子を聞いたり、学校などでの配慮をお願いしたりするなど、相談してみましょう。

学校や家庭での取り組みがあまりうまくいかないときには、病院を受診するのがいいでしょう。自分の疑問に答えをもらえる病院が見つけられるといいです。とはいってもやたらとたくさんの病院を回るのは考えものです。

大事なのは、気にしつつ先送りをしないこと。すべての人が病院で治療を受ける必要はありませんが、いろいろやってみてもうまくいかないときは、診断を受けたり、薬物療法を受けたりすることを考えましょう。

3

接し方を変えれば子どもも変わる

家庭でできる ADHDとの つき合い方

ADHDの子どもの特徴を理解すると、子どもの行動も理解でき、
子どもの特徴に合った関わりができるようになります。
親がそのように関わっていくと、
本人も自分をコントロールできるようになって、
もっている力を十分に伸ばしていくことができるのです。

この4つを実行するだけで子どもは変わっていく！

ADHDの子どもとのつき合い方4大原則

親も子も幸せになれるADHDとのつき合い方の基本原則。
両親そろって実行すれば、より効果があります！

原則1 体罰をしない

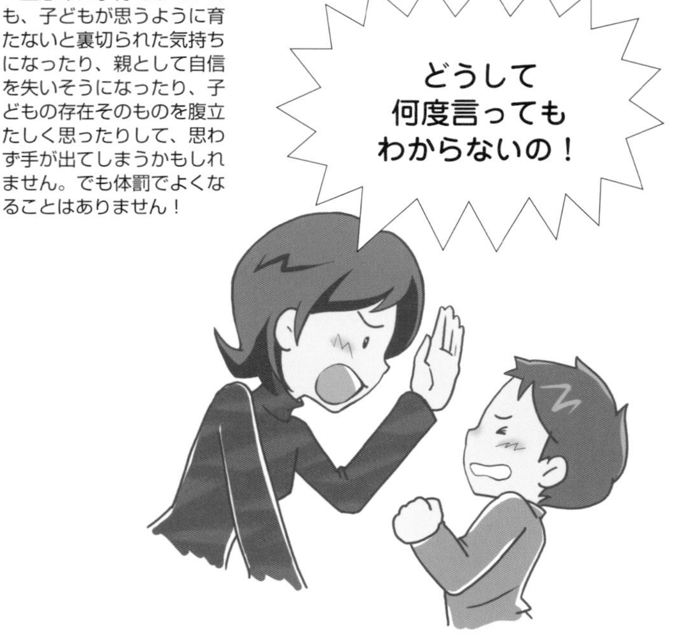

一生懸命に子育てしていても、子どもが思うように育たないと裏切られた気持ちになったり、親として自信を失いそうになったり、子どもの存在そのものを腹立たしく思ったりして、思わず手が出てしまうかもしれません。でも体罰でよくなることはありません！

たたかれて育った子は、たたく子になる

「いけないいな」と思いながらたたいてしまう人もいれば、子どものしつけとして体罰を行う人もいます。自分もたたかれて育ってきたので、しつけとして当たり前だと思っているという人もいます。しかしいつもたたかれている子は、他人をたたくことで自分の気持ちを表現するようになります。暴力はいけないということを教えるためにも、子どもをたたくことをやめなければいけません。

たたくことで効果があっても、一時的である

体罰は一時的に効果はあっても、長い目で見ると効果的なしつけ方ではありません。たたくことによって、子どもの中にある多くのもの——大人への信頼感、親との絆、のびのびとした心、自分と周りの大人を好きでいる気持ち——を壊してしまいます。そうした気持ちを壊すことなく、育てていきたいものです。

親を憎む、または消えることのない深い傷を負う

親が子どもをたたいていると、その原因が子どもにあったとしても、子どもにはたたいた親への怒りと憎しみが生まれます。また、力で抑えられることで、いつもビクビク

たたいても、
いいことは
１つもないのね…

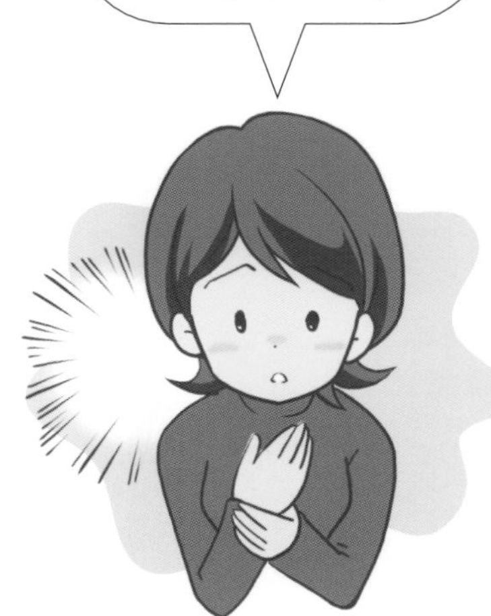

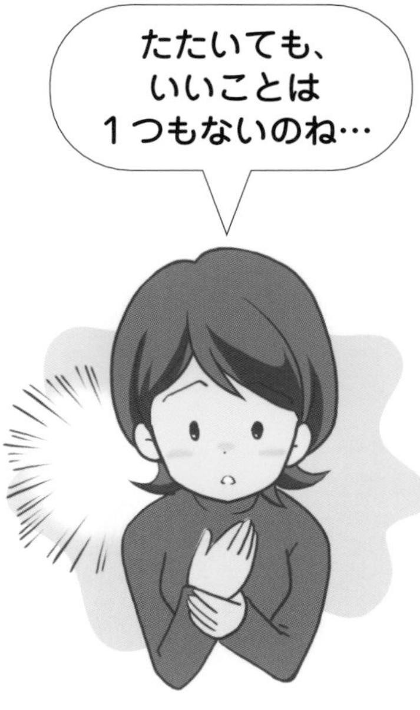

とおびえている状態になり、自信をもって自分の人生を切り開く力をもてなくなります。

虐待ということも

「体罰が習慣的に行われている」「酔っぱらった父親が暴力をふるう」となると、これは虐待です。「子どもが心理的に傷つくことを繰り返し言うこと」は心理的虐待となります。これらは子どもの心に一生消えることのない深い傷を負わせてしまい、思春期から青年期に自傷行為をするようになったり、非行に走ったりすることもあります。もし虐待があって、家庭の力だけではうまく改善しないときには、児童相談所や地域の家庭支援センターなどに援助を求めるのがよいでしょう。

原則2 注意する回数を減らす

はじめの何回かは
聞こえてないかも…

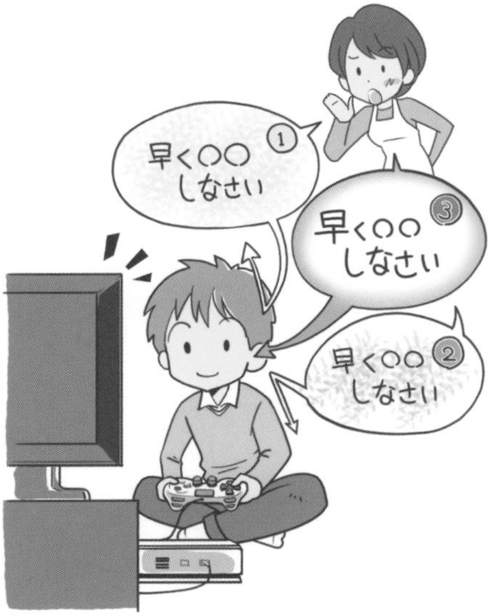

注意するときは、子どもの注目を引いてから

子どもの欠点ばかり目について叱ってばかりになっていませんか。まずは叱る回数を減らしましょう。

何かに夢中になっているときは実は聞こえていないことも多いので、子どもの注目を引いてから注意します。声を張り上げたり、皮肉やいやみを言うと、やろうと思っていたことでもやる気がなくなり、イヤな気分にさせるだけなので、やめましょう。

原則3

子どもへの話し方を変える「暴言・どなる・言葉で傷つける」をやめる

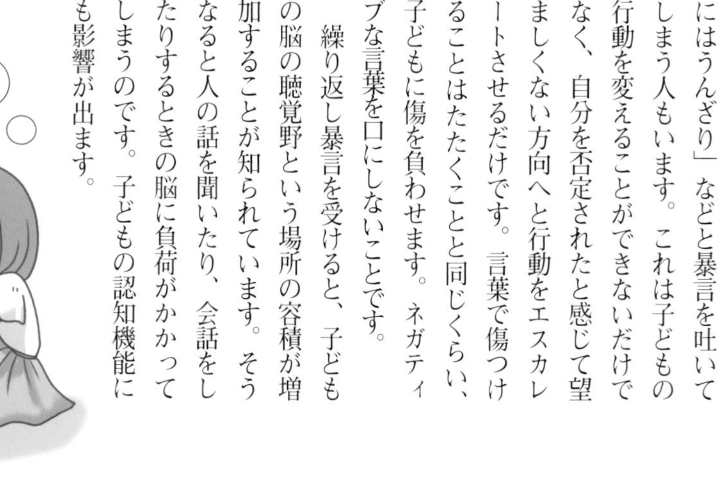

あんたにはほんとうにうんざりするわ！
もう顔も見たくない！
あんたなんか、産まなきゃよかった！
お母さんはぼくのことが大きらいなんだ
ママの言うように、私なんか生まれなければよかったんだわ

親の暴言は子どもの心を深く傷つけ、悪い結果を生むだけ

叱っているうちに、つい「あんたにはうんざり」などと暴言を吐いてしまう人もいます。これは子どもの行動を変えることができないだけでなく、自分を否定されたと感じて望ましくない方向へと行動をエスカレートさせるだけです。言葉で傷つけることはたたくことと同じくらい、子どもに傷を負わせます。ネガティブな言葉を口にしないことです。

繰り返し暴言を受けると、子どもの脳の聴覚野という場所の容積が増加することが知られています。そうなると人の話を聞いたり、会話をしたりするときの脳に負荷がかかってしまうのです。子どもの認知機能にも影響が出ます。

子どもの心の中に、よいメッセージを「録音」していこう

ダメな子ね
やる気のない子ね
うちの子とは思えない

大好きだよ
よくやってるね
よかったね

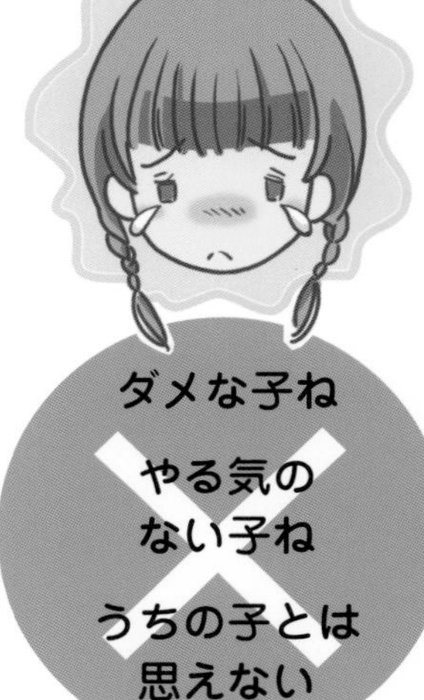

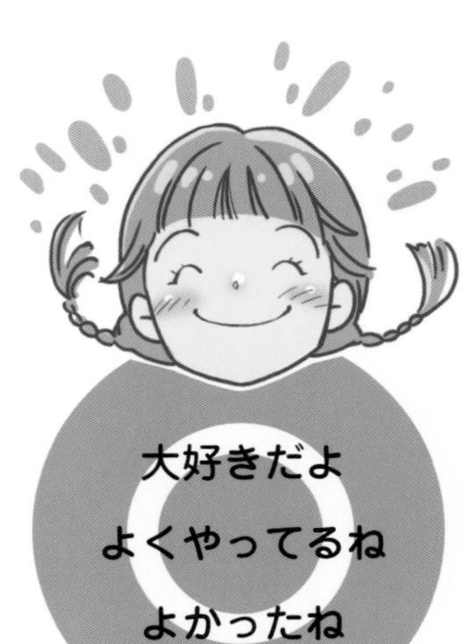

何度注意されてもすぐに忘れてしまう子どもでも、「やる気のない子ね」などの自分に向けられた否定的な言葉は、心のディスクにどんどん録音され、その痛いメッセージを彼らは心の中で繰り返し聞いています。ぜひポジティブなメッセージを何度も送ってあげて！

原則4

わざとなの？ 誤解から解放される

「親を困らせようとして、わざとやっている」と思うのは誤解

ＡＤＨＤの子がすぐばれるようなウソをつくのは、その場で叱られるのを避けるためであり、親を困らせようと思ってやっているわけではありません。どのような行動も「この子はこんなふうにしかできない不器用な子」と考えたほうが子どもを援助しやすくなります。

もしわざとやっているようなら、すなおになれないような深い心の傷を負っているのかもしれません。

これは間違いです!!

うちの子はウソばかりつく

私を困らせようとして、言うことを聞かないのだ

「やるやる」と言いながら、わざとやらずにいるのだ

ADHDの子どもの日常生活をスムーズにする方法

ADHDの子どもとのつき合い方 9つの戦術

口で注意するのではなく、こんな戦術を使って、ADHDの子どもの生活が、安定したよりよいものになっていくよう援助してあげましょう。

戦術1 毎日のスケジュールを決める

予定表を作る

日常生活のスケジュールを決めて目立つところに貼りましょう。子どもの生活が安定し、気持ちも落ち着くので、家族全体にとっても楽です。

習い事などで予定が毎日同じにはならない場合も、できるだけ整えることで、日々の生活がよりスムーズに流れます。

お母さんやお父さんのスケジュールも表にしてみます。子どもが小さいうちは子どものそばにすわって宿題を見守る時間をつくりましょう。

午前	
7：00	起床
7：15	朝食
8：00	家を出る
午後	
4：00	帰宅
4：30	宿題
6：30	夕食
8：00	入浴
9：00	就寝

今日の予定

~~漢字テストの勉強をする~~

お手伝い
夕食後にお皿をふく

時間割をそろえる

その日の予定を紙やホワイトボードに書き出し、課題ができたら1つずつ消します。子どもが何をすればいいのか、わかるようにしてやることが大切。

10月

月	火	水	木	金	土	日
				1 遠足	2 サッカー	3
4	5 そろばん	6 おばあちゃんが来る →	7	8	9 サッカー	10 パパの誕生日
11	12 そろばん	13	14	15	16 サッカー	17 子ども会
18 自転車講習会	19 そろばん	20	21	22 午前授業	23 サッカー	24
25	26 そろばん	27	28	29	30 サッカー	31

子どもにも手伝ってもらいながら、シールやスタンプを使って一緒に予定表を作り、毎日これを見て、予定をチェックさせます。

予定を把握する

たくさん書き込みができる大きめのカレンダーを子ども専用に用意して予定を書き込み、子どもにときどき予定をチェックさせます。それとは別に、その日の予定をホワイトボードに書き出し、当日にやらなければならないことはきっちりできるようにします。

子どもがまず何をすればいいのかをわかるようにしてあげましょう。今日は「何をしなければいけないか」、それを意識できるように、訓練づけていくことが大切です。

テレビゲーム、スマホとのつき合い方

テレビゲームやスマホは子どもの心をとりこにします。特にADHDなどの発達障害のある子どもでは、これらとどうつき合うかが大きな問題になります。

子どもにゲームやスマホを与えないのがいちばん簡単なコントロール法ですが、じょうずにつき合う練習をさせることも必要です。

①時間を決める
②宿題を終わらせれば、追加で遊ぶことができる
③終了の時間を決める

平日は以上のような目安でやることにしましょう。休日は増やしてもいいですが、連続して長時間とならないようにしましょう。

ゲームやスマホをやめる練習

ポイント制を使ってみましょう。「決めた時間にゲームをちゃんとやめることができたら10ポイント」「10ポイントたまったら週末に30分追加でゲームができる」などと決めましょう。「ルールをちゃんと守ればいいことがある」とするのです。

親がスマホを買い与えるときにはきちんとルールを決めておきましょう。「スマホは午後8時まで」など時間を決めて、それ以後は親が管理できる場所で充電するようにします。

手ごわいテレビゲームとのつき合い方

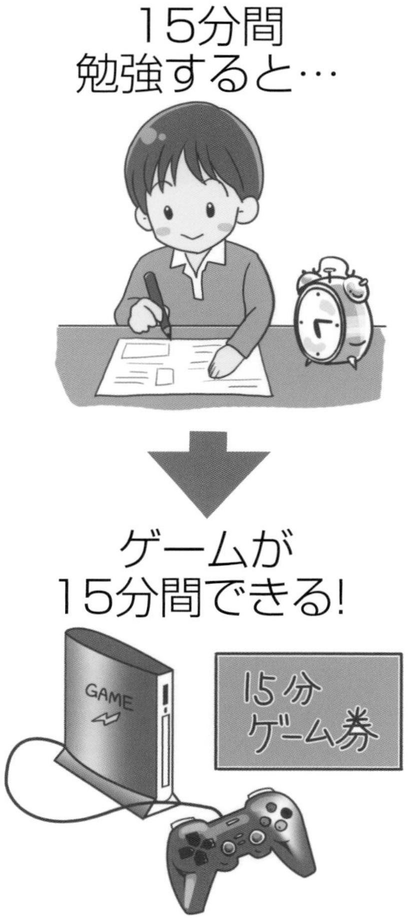

15分間
勉強すると…

ゲームが
15分間できる!

テレビゲームの対応策として、勉強したらそれと同じ時間だけ、テレビゲームができるというルールがおすすめ。あるいは、ポイント制（54ページ参照）にして、約束どおりに1日1時間でゲームを終えたら10ポイントあげ、たとえば500ポイントたまったら新しいゲームソフトを買えることにすれば、ゲームの時間をちゃんと守ると新しいソフトを買えるので、いい動機づけになります。

テレビとのじょうずなつき合い方

家族で1週間のテレビ番組表などを参考に、番組を決めます。ビデオやDVDで録画して楽しみを先延ばしするのは、「待つ」のが苦手なADHDの子どもの、「楽しみを待つ」練習にもなります。

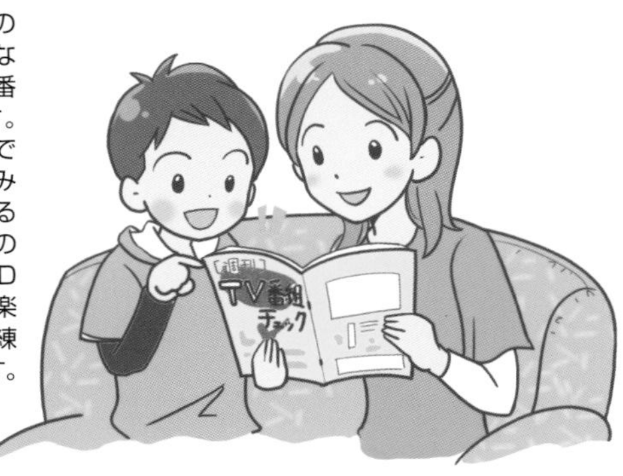

決められた時間以外はこまめにテレビを消して、テレビのない時間を生活の中につくっていきましょう。子どもが勉強しているのに、親がテレビを見ているのでは、子どもは集中できません。

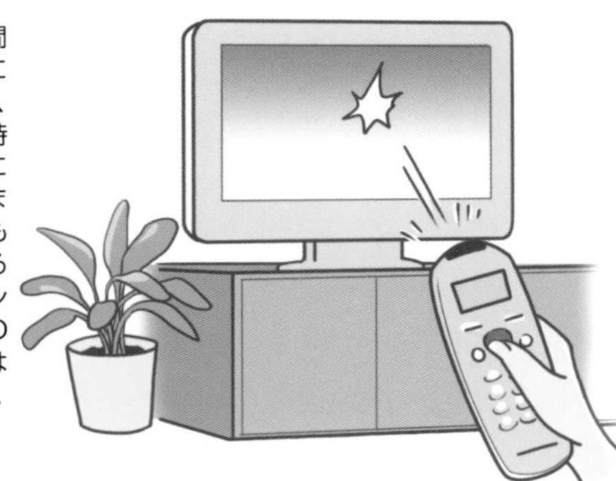

つい長時間やってしまう、ゲームやスマホとのつき合い方

ゲームやスマホを全く使わせないと、子ども同士の会話の材料を奪うことになるので、時間制限をして使うようにさせます。

ゲームやスマホなどのルール作り

ルールは親子で話し合って決め、紙に書いて貼っておきます。

❶ゲームやスマホを使う場所を決める

❷ゲームやスマホをしていい時間を決める
平日は □ 時から □ 時まで
休日は □ 時から □ 時まで

❸ゲームやスマホでのお金の使い方を決める

❹ゲームやスマホなどを管理する場所を決める（親の寝室に充電器を置くなど）

❺親もルールを守る

ネットリテラシーを育てる

子どもはネットの楽しさに夢中になりますが、いろいろな危険も伴うものだということを教えておきましょう。

ネットに書き込むことは自宅の玄関に貼り紙をしたり、交差点で自分の情報を大きなプラカードに書いてぶら下げたりしているのと同じことだと教えておきましょう。

ネットにはプライベートな写真をのせないこと。悪意をもった人たちがいることを伝えておく必要があります。

親もネットの知識が必要

子どもが閲覧できる範囲をしっかりとコントロールしましょう。

スマホで通信料が何万円にもなることもよくあるトラブルです。プランをしっかり選ぶこと、課金についても親がしっかり理解して、ときどきチェックをしましょう。

戦術 2

注意することを厳選する

これだけは注意！

こっちは、
まあいいわ…
あしたの用意を
してから
寝なさい！

は～い

さんすう

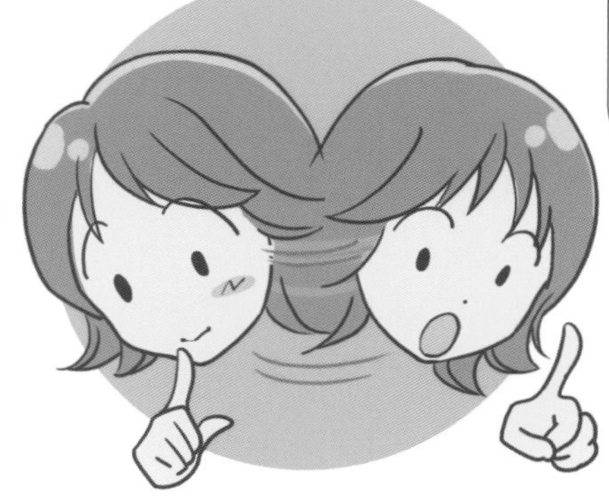

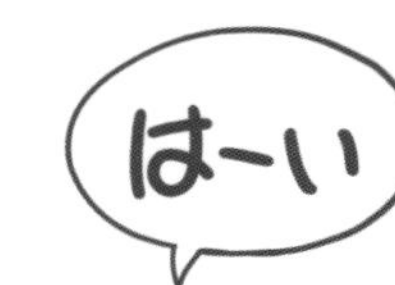

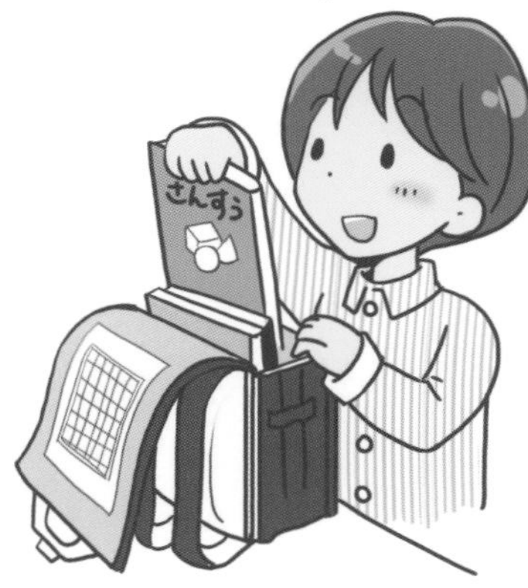

玄関でくつをそろえない…

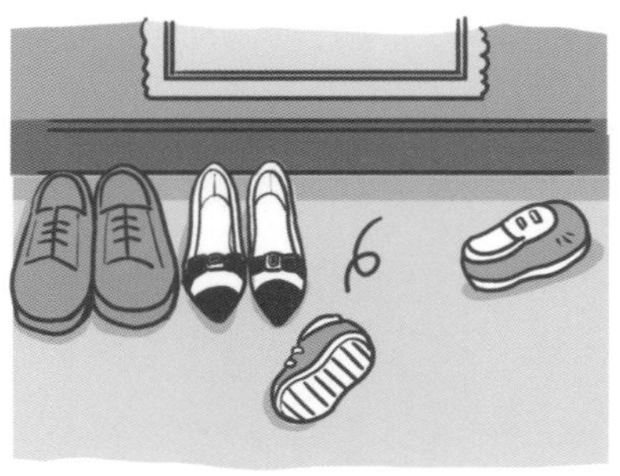

今ほんとうに困っていることを注意する

ＡＤＨＤの子どもは学習だけでなく、日常のほとんどすべてのことで、注意を受けがちです。しかし行動の一つひとつをそのたびに注意されても、定着するものではありませんし、注意されてばかりでは子どももうんざり。ですから「ほんとうに今困っているのはなんなのか？」、それを修正することを第一に考え、あまり大切でないことはあと回しにします。

注意することを分別する

●どうしてもやめさせること
犯罪に関すること、暴力、自分を傷つけること

●できればやめさせること
家のものを壊す、家のお金を持ち出す、未成年の飲酒や喫煙、門限を守らない

●なるべく守ってほしいこと
日常生活のマナーやルール、基本的な生活習慣

戦術3

気になる行動を書き出し、対策を考える

書き出すと客観的になれる

客観的に子どもを見られるように、問題を書き出してみるのもおすすめです。つい「この子には100ほども問題がある」と思ってしまいますが、いざ書き出してみると、それほどはないものです。書き出したら、その問題に取り組むのですが、「このくらいは○年生なんだからできるでしょう」とは考えず、実年齢の3分の2の年齢だと思って、丁寧に対策を考えてください。

1. 家庭における問題を書き出す

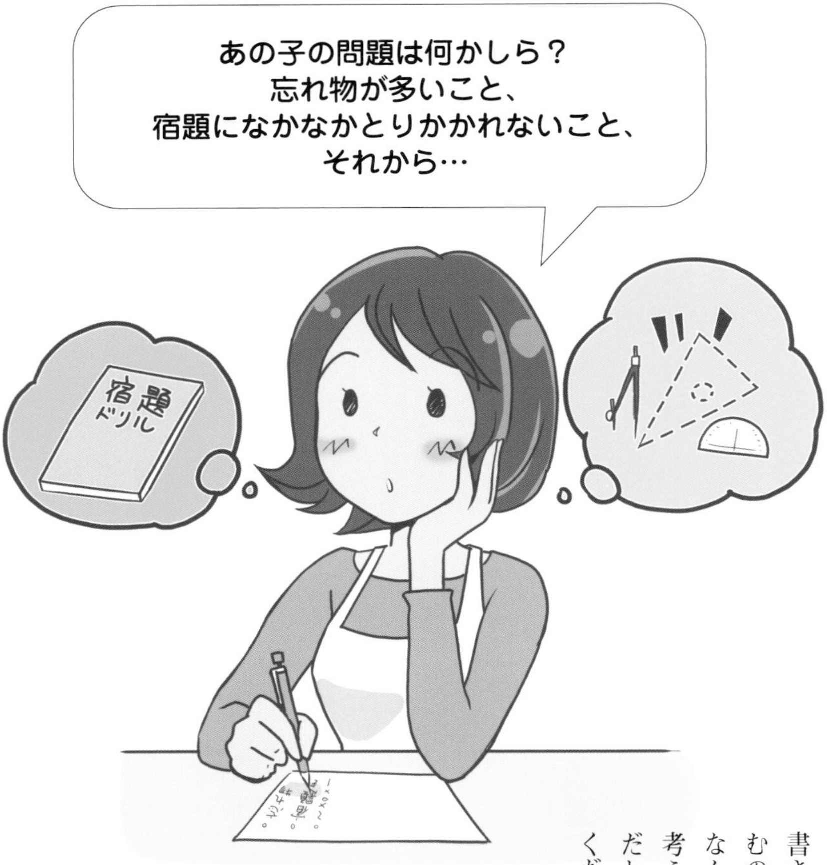

あの子の問題は何かしら？
忘れ物が多いこと、
宿題になかなかとりかかれないこと、
それから…

宿題ドリル

食事中の問題、宿題、家事手伝い、寝る前にすること、というように、項目別にして直したい事柄を個条書きにしてみましょう。ADHD対策には紙と鉛筆が必需品。紙に書くことによって、客観的になり、分析もしやすくなります。そして、今取り組むべき大切な目標は何なのかと、優先順位を考えましょう。大きな目標や課題も、小さいものに分けて少しずつ取り組みます。小さな目標を決め、子どもにはやり方をわかりやすく説明しながら習得させます。

2. それぞれの問題について、解決策を考える

宿題

宿題をしない
↓
・夕食前にお母さんと一緒にやる

字がきたない
↓
・きれいな字で書いた日はごほうびをあげる

やるべき日課

給食袋を出さない
↓
・まめに声をかけて出させる
・ポイント制をする

本人が納得し、できそうだと感じられる方法を見つけましょう。たとえば、宿題をしないという１つの問題を選びます。先生や友だちのお母さんからもアイディアを聞くと、意外なやり方を教えてもらえるかもしれません。いくつか書き出した解決法の中から本人の意見も聞きながら、取り組めそうな方法を選ばせましょう。

3. 方法が決まったら、紙に書き出して、目立つところに貼っておく

○○ちゃんがやること

●学校から帰ってきたら
・給食袋を出す

●宿題は夕食前にやる
・ママと一緒にキッチンのテーブルでやる
・きれいな字で書くよう頑張ろう

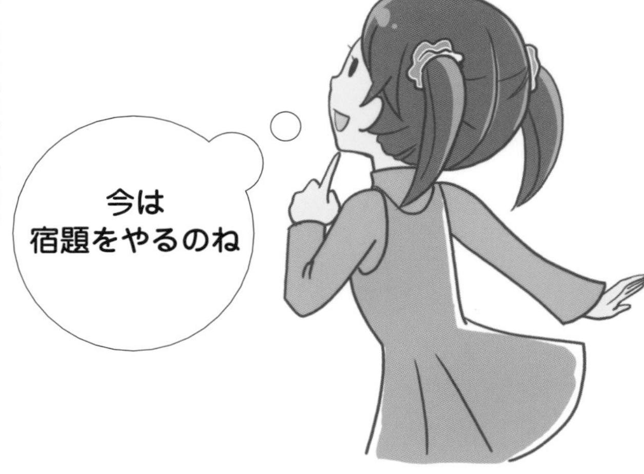

決まったことは必ず、子どもの目につきやすいところに貼ります。はじめは効果的に目立っていた紙でも、だんだんと壁紙のように目立たなくなっていくものです。ときどき書き直してリフレッシュさせ、目立たせましょう。

戦術 4

やる気を引き出す2つの方法

①ポイント制

やる気を引き出すためにごほうびを

ADHDの子どもは、わかっているのにできない、やる気にならない、めんどくさいと感じがちです。それでいて、「やりなさい」と命令されると強く反発します。そのため「やらなければいけない」と指示したり、あるいは「やるのが当たり前でしょ」と言ったりすれば、やる気は下がります。

しかし自分がやろうと思ったときには、グンとやる気が上がります。

そのため、子どものやる気をどう引き出すかがカギになります。

そんな子どもに有効なのがポイント制です。ポイント制では、より頻繁に、より素早く、より具体的なごほうびをあげて、やる気を引き出し、やる気をもち続けるように工夫します。始めるときは「これまで、家でいいことをしても十分にごほうびをあげていなかったから、このポイント制をやってみよう」と提案するとよいでしょう。

わかりやすい目標があると頑張る

活動リストは見やすい場所に貼ります。あきびんとビー玉などを用意しておきます。子どもが、決めたことができて1ポイントを獲得したらビー玉が1個もらえ、それをあきびんに入れます。このやり方はたまっていく様子がよくわかるので励みになります。ポイントをあげるときは、忙しくても「あとで」などと引き延ばさないこと。

逆に子どもがポイントを使うときはビー玉をお母さんに渡します。はじめの1週間は気前よくボーナスポイントをあげてやる気を引き出しましょう。ADHDの子どもは、わかりやすい目標があるほうが頑張りやすいものです。外からの動機づけによって、子どもの努力やその持続を引き出すという作戦は欠かせません。

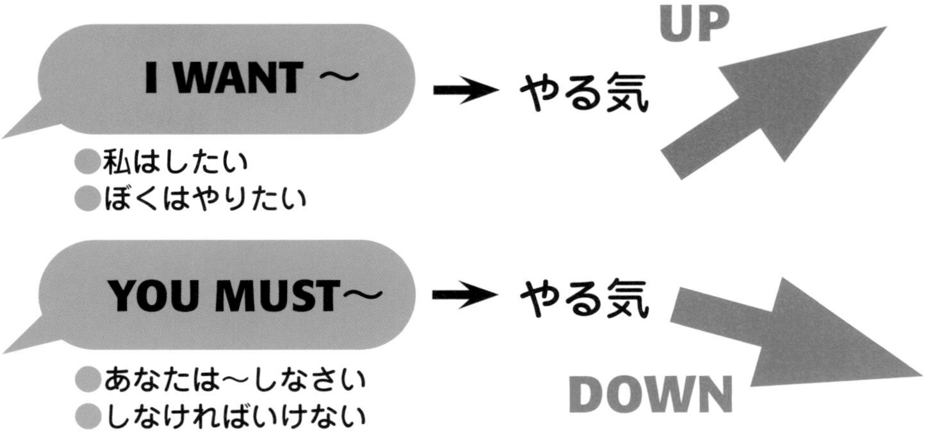

I WANT ～ → やる気 UP

●私はしたい
●ぼくはやりたい

YOU MUST～ → やる気 DOWN

●あなたは～しなさい
●しなければいけない

ポイントをもらえる活動やお手伝いのリスト

●歯みがき…………………………1ポイント
●新聞をとってくる………………2ポイント
●連絡帳を書いてくる……………5ポイント
●宿題を夕ごはんの前にする……5ポイント
●お風呂そうじ……………………3ポイント

次にポイントを獲得できる活動やお手伝いのリストを作り、それで得られるポイント数を決めます。難しいこと、時間がかかることほどポイントを高くします。また、お風呂そうじの手順などは、子どものできる範囲でやり方を決めておくとよいです。このリストにない活動やお手伝いも、各家庭で工夫してポイントをあげましょう。

今日は 13ポイント
たまったから
30分、テレビを
見たいな
はい
10ポイント
残り3ポイントは
ためておこう!

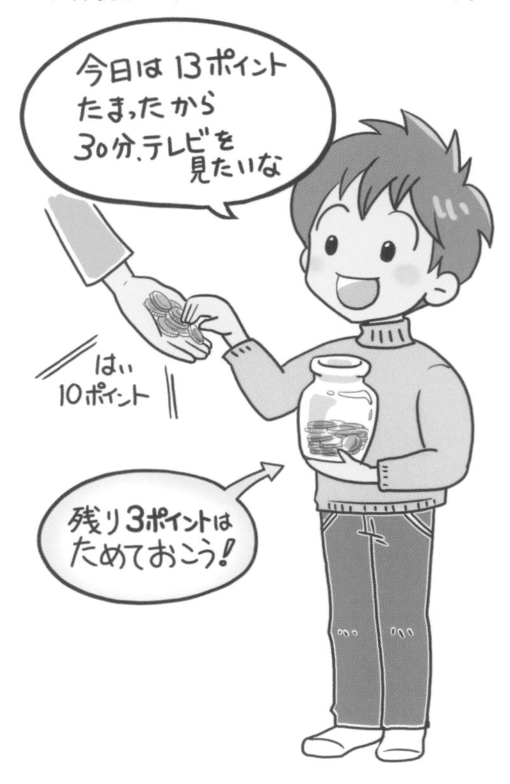

ごほうびリスト

1. 毎日するようなごほうび

●好きなおやつを選ぶ……………2ポイント
●ゲーム（30分）
………10ポイント（平日は最大１時間まで）
●お母さんに好きな本を読んでもらう
…………………………………………2ポイント
●テレビまたは動画を見る（30分）
……10ポイント（平日は最大１時間30分まで）
●家族とトランプをして遊ぶ……１ポイント

2. 週に1回くらいの頻度のごほうび

●映画を観る………………………15ポイント
●ファストフード店に週末に行く
…………………………………………15ポイント
●週末の夜、いつもより30分遅くまで起きていてもいい…………………………10ポイント
●カプセルおもちゃを１回する
………………10ポイント（１週間に１回まで）

3. 数カ月かかるようなごほうび

●アミューズメントパークへ行く
…………………………………………800ポイント
●新しいゲームソフトを買う…500ポイント

子どもが興味をもち、動機づけになりそうなごほうびをリストにします。毎日獲得したポイントは、３種類のごほうびに振り分けましょう。ごほうびは日々の楽しみにも使いたいし、２や３の中期、長期のごほうびにも使いたいもの。１日の終わりに何ポイントたまったかを確認し、中期、長期目標のほうへまわすようにしてためましょう。

②ゴールカード

私の目標は、
夕ごはんのときに
おはしを並べること
お母さんの目標は、
歯みがきを3分間
することね
3分

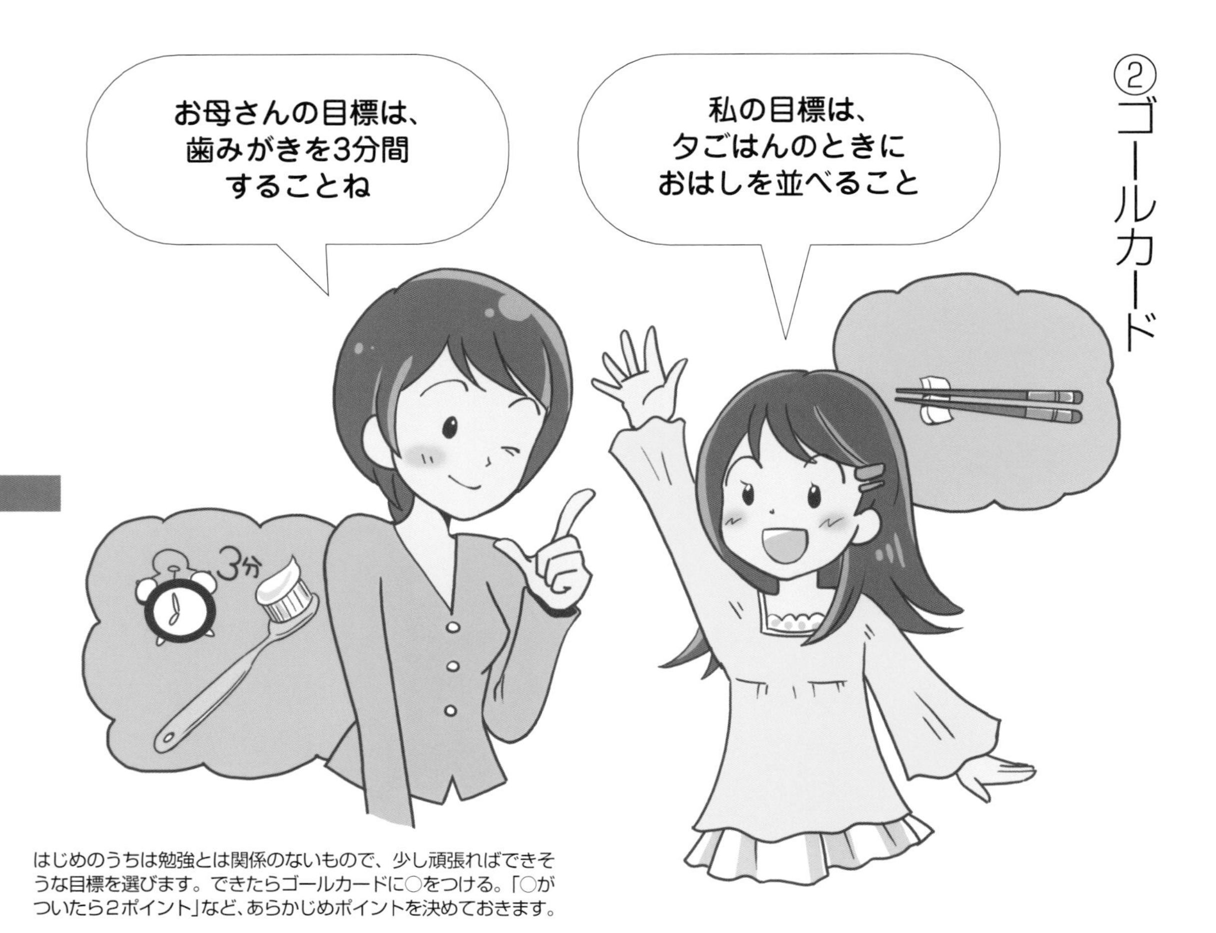

はじめのうちは勉強とは関係のないもので、少し頑張ればできそうな目標を選びます。できたらゴールカードに○をつける。「○がついたら2ポイント」など、あらかじめポイントを決めておきます。

重点的に1つの目標に取り組む

ゴールカードはポイント制をシンプルにした簡単な方法です。2週間分のマスのあるカレンダーを作り、目標を2個から3個にしぼって、重点的に取り組みます。

ゴールカードは壁に貼り、これを毎日の一大イベントにします。こうするとかなり頑張れるものです。決めた目標ができたかどうか毎日チェックし、あらかじめ決めたごほうびをあげます。

1つの目標ができるようになったら次は違うものを追加します。はじめに決めた目標は継続して取り組み、もう十分にできている目標ははずします。ＡＤＨＤの子はいったんできていたことがまたできなくなることもよくあるので、前にできたのにできにくくなったときは、もう一度目標に掲げます。

これを繰り返しながら、問題に取り組むにはどうすればよいか、どこが問題なのかを具体的に考える習慣につなげていきます。

お母さんにも宿題を出して、一緒に頑張るのもいいでしょう。

子どものゴールカード

ゴールカード
名前　○○

■目標■

1. 夕ごはんのとき、おはしを並べる
2. 5時30分にゲームをやめる

	月曜日	火曜日	水曜日	木曜日	金曜日	土曜日	日曜日
日付	1／9	1／10	1／11	1／12	1／13	1／14	1／15
1			●	●		●	
2		●	●	●	●	●	
日付	1／16	1／17	1／18	1／19	1／20	1／21	1／22
1	●	●	●				
2	●	●	●				

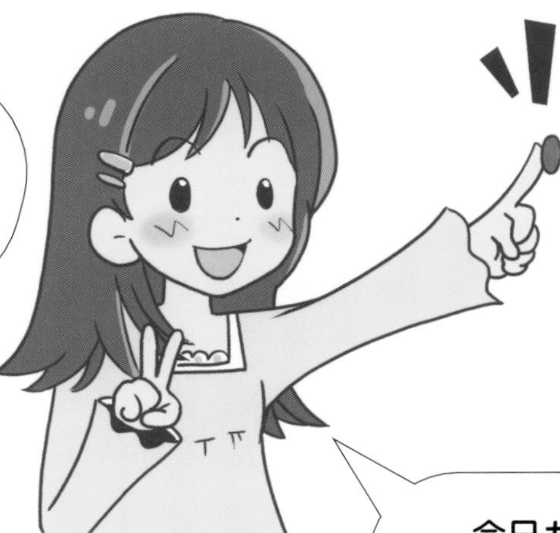

週末には1週間のポイント数を数えて、「ポイント制」（54ページ参照）のごほうびリストから好きなものを選んで交換します。このとき「連続してできなければいけない」と決めてしまうと難しくなるので、1～2回できなくてもよいことにしておきます。

戦術 5

ほめて育てる

ほめられると頑張ろうと思う

ADHDの子は、ほめられると特にやる気が出る

誰でもほめられると頑張ろうという気持ちになりますが、ADHDの子どもではそれがより重要な意味をもちます。ADHDの子は規則だから守ろうとか、自分で勉強を頑張ろうと毎日努力することが難しいので、やる気を引き出すような「ほめる」ことが必要となるのです。

「持続しているとき」にほめる

遊んでいるときの注意でなく、勉強しているときにほめる

ADHDの子どもの特徴は、努力の持続が難しいこと。長くは集中がもたないので、どうやって集中を持続させるかがポイントになります。

そのためには、勉強を中断して遊んでいるときに、「早く勉強に戻りなさい」と声かけするよりも、勉強している時間に「頑張ってるわね」と声をかけるほ

ユウくんのいいところリスト

- □元気いっぱい
- □たくさん遊べる
- □ごはんをよく食べる
- □笑顔がかわいい
- □好きなことを一生懸命やる
- □体がじょうぶ
- □人にやさしい
- □失敗しても「ごめんなさい」と謝れる
- □いろいろな遊びを知っている

つい子どもの問題行動のほうに目がいってしまい、いいところを見つけにくいというお母さんは多いが、書き出してみると長所は見つかるもの。

一生懸命
頑張ったのね！
えらいね!!
うん、
頑張ったよ！

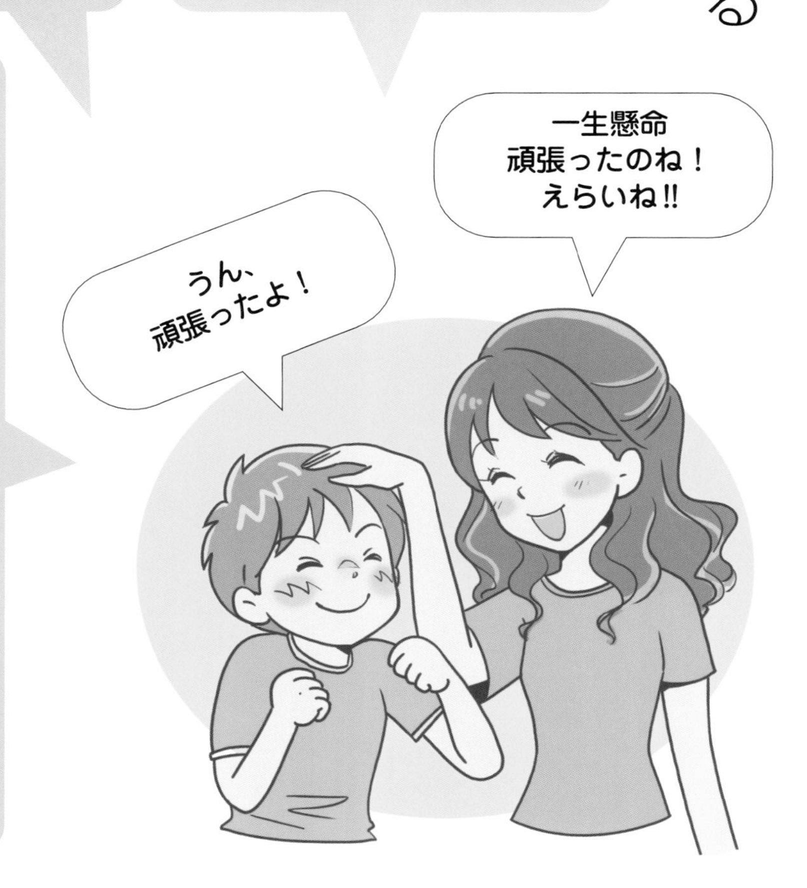

うが有効です。「もう少し頑張りなさい」より「もう少しやるといい感じだね」という言葉のほうがねばり強さも生まれてくるでしょう。
　うまくできているのはこの年齢なら当たり前と考えずに、できているときには、どんどんほめてあげましょう。

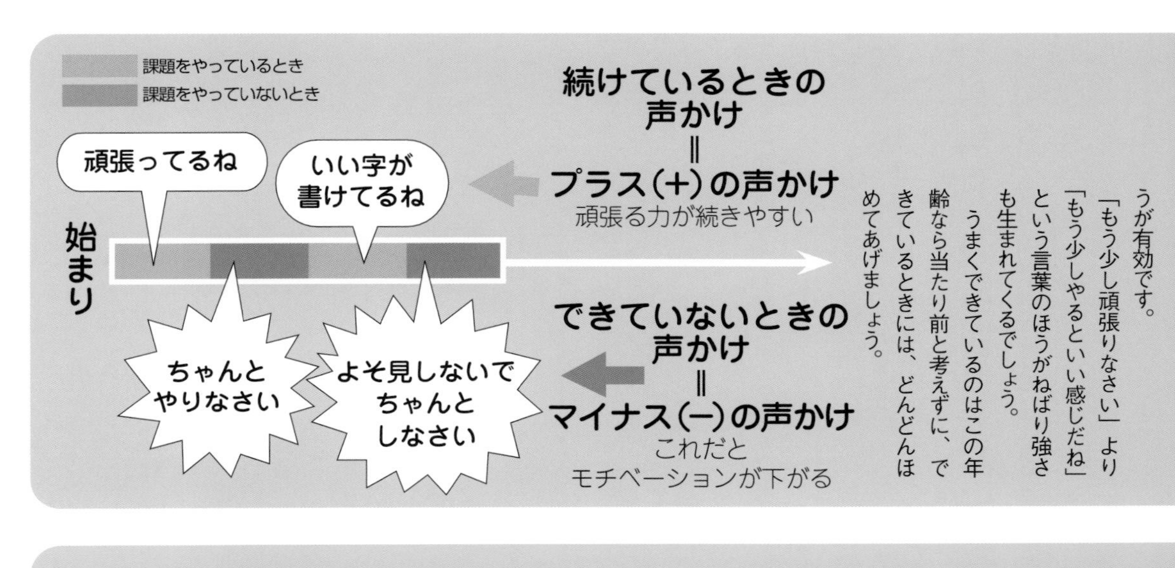

子どものいいところを見つけよう

ほめる言葉は惜しみなく使おう

　しっかり目を見開いて子どもの様子を観察し、いいところを見つけます。子どものいいところを見つけたり、祖父母や先生などから「こんないいところがあるよ」と言われたことをノートに書き留めます。いいところをリストにして、子どもに見せてあげましょう。「お母さんはあなたのすてきなところを、こんなにたくさん見つけたよ」と。
「ダメだ」「できていない」という否定的な言葉では心のエネルギーはわいてきません。ほめる言葉は惜しみなく使いましょう。私たちは子どもにとってきびしい批評家ではなく、明るく力強い応援団になりましょう。

ほめるのがへたなお母さんはこの方法から

どうしてもほめることが見つからなかったら、下記の言葉を参考にほめてください。ほめ続けていると、だんだんほめるのがじょうずになってきます。

【お母さんの目標＝１日3回ほめる】

おいしそうにおやつを食べているね
元気いっぱいだね
楽しい笑い声だね
ごはんをたくさん食べたね
たくさん外遊びを楽しんできたね
好きなことを一生懸命やるね
楽しそうにテレビを見るね

戦術 6

子どもにわかるように、あなたの愛を伝えよう

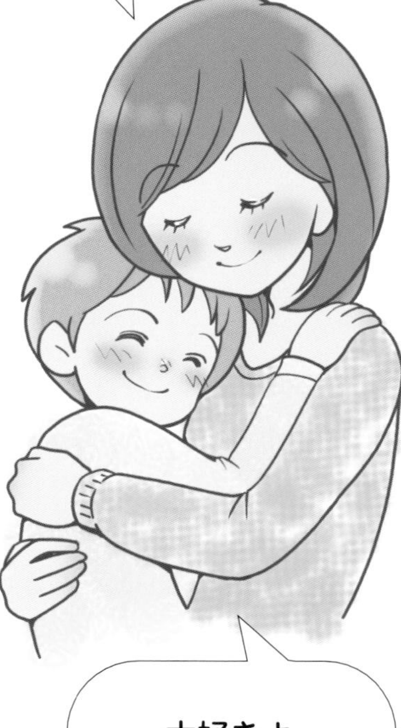

「大好き」としっかり伝え、抱きしめてあげよう

いつも怒られてばかりいると、子どもは「お母さんはぼくのことが好きじゃないんだ」「私のことなんかどうでもいいと思ってるんだ」などと考えていることもあります。そんな子どもの誤解を解いてあげましょう。「大好きなんだよ」「大事に思っているのよ」というお母さんの気持ちは言葉に出して、何度も何度も伝えましょう。心の中で思っていても言葉にしないと伝わりにくいのです。

そして抱きしめてあげましょう。言葉であらわせないときにも、体が多くの言葉を語ってくれます。抱きしめられたり、さすられたりするという皮膚の感覚が、大きな心の安らぎを生み出してくれます。

その子がお兄ちゃんやお姉ちゃんであっても、下に手のかかる子どもがいてもしっかりふれてあげましょう（スキンシップが苦手な子どももいるので、そのタイプの子にはやめておきます）。

おすすめはスペシャルタイム

子どもと一対一で遊ぶ時間をつくろう

スペシャルタイムで、子どもとの関係がよくなった、子どものことがあらためてかわいいと思えるようになったというお母さんがたくさんいます。

スペシャルタイムでは子どもの遊びにお母さんも入れてもらいます。毎日20分くらい、できれば週5回を目指します（無理なら週1～2回でも）。

「これからスペシャルタイムにするわよ」と言ってから始めます。どんなことをするかは子どもが決めます。ブロックや折り紙、お絵かきなど、なんでも。主役は子どもなので、お母さんが仕切らないように。この時間はゆっくりと子どもと遊び、「楽しかったね」と締めくくれるように楽しみましょう。

きょうだいがいても、一人ひとり別々に時間を分けてやりましょう。

戦術 7

方法を具体的に教える

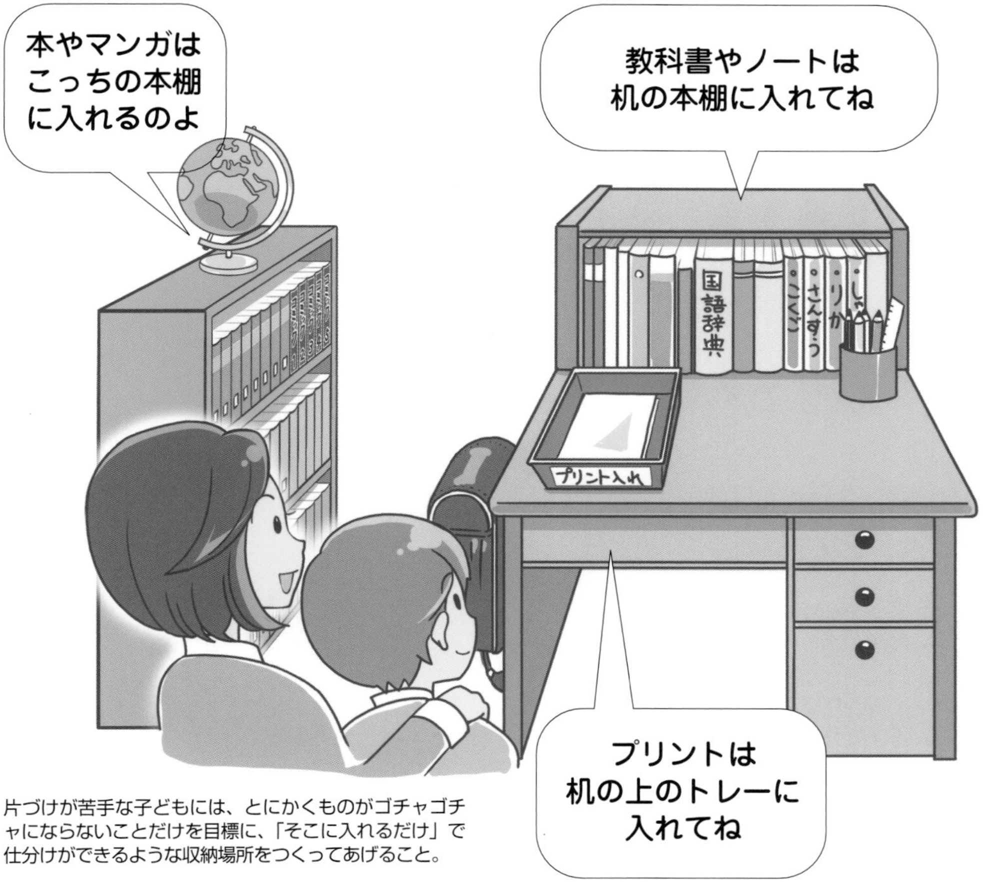

片づけが苦手な子どもには、とにかくものがゴチャゴチャにならないことだけを目標に、「そこに入れるだけ」で仕分けができるような収納場所をつくってあげること。

実はやり方がわかっていない

子どもたちの中には、どうすればうまく片づけられるか、宿題をどうやればいいのか、「寝る前の準備」と言われても何をどんな順でやればいいのか、よくわかっていない子もいます。具体的なやり方をシンプルに教えていきましょう。

お母さんが片づけじょうずの場合、子どもはなかなかそのレベルまでは到達しないものです。おおざっぱでもいいと割り切って、その子の発達レベルに合った片づけ方を見つけて、子どもと相談しながら片づけやすい部屋をつくります。

逆にお母さんも片づけべたな場合は、お母さんも苦手な片づけを頑張っているという姿勢を見せて、一緒に頑張るのもいいでしょう。

毎日片づけるというのがまだ難しい子どもには「土曜日にお父さんと30分間片づけに取り組む」などと日を決めてやるようにするのも有効です。

戦術 8

ペアレントトレーニングを受けてみよう

親同士の交流で元気をもらえる

ペアレントトレーニングはＡＤＨＤの子どもの親に、「効果的な子育てのスキル」を教えるもので、ＡＤＨＤの治療の中でも非常に有効といわれています。

8～10回くらいのセッションで、毎週決まった時間（1～2時間）、指導者のもとに5～10人ほどの父母が集まり、下記のような内容を学習していきます。両親が受講するのもとても効果的です。

医療機関や療育機関などで開講されるようになってきたので、近くで受けられる所があれば、ぜひ受けてみましょう。同じような悩みをもつ他のお母さんやお父さんとの交流を通して、互いに元気をもらうこともできるでしょう。

そのようなグループが見つからないときには、本を読んで自分でやってみることもできますので、巻末の参考文献を参考にしてください。

ペアレントトレーニングでは次のようなステップで子どもと親の関係を変えていきます。ＡＤＨＤの子どもはできないことばかりに注目されがちですが、「できていること」「よいところ」に親が目を向けることが重要です。

子どもと楽しい時間を過ごす「スペシャルタイム」をもち、子どものよい点を再確認します。

好ましくない行動はじょうずに無視し、注意しすぎて子どもとの関係をこじらせないようにして、よい行動をしたときだけに親がフィードバックするようにします。ポイント制によってやる気を起こさせ持続させることも大切です。

ペアレントトレーニングの内容

1. ADHDの特徴についての説明
2. 行動を分類して説明
3. 子どものよいところへ目を向ける練習
   ADHDをもつ子の親はどうしても子どものマイナス面に目を奪われがちなので、よい行動に目を向けることを練習します
4. スペシャルタイム
   （子どもと楽しく過ごす時間）の説明
5. 簡単な指示を出し、
   それができたときにすぐにほめる練習
6. 好ましくない行動をしたときには
   無視する練習
7. 効果的な指示の出し方や、
   ポイント制の説明など

戦術9

父母が協力し合おう

おまえの
気にしすぎだよ
別にどこも
悪いところは
ないじゃないか
そうみたいね♪
こんなふうな対応が
いいんだね

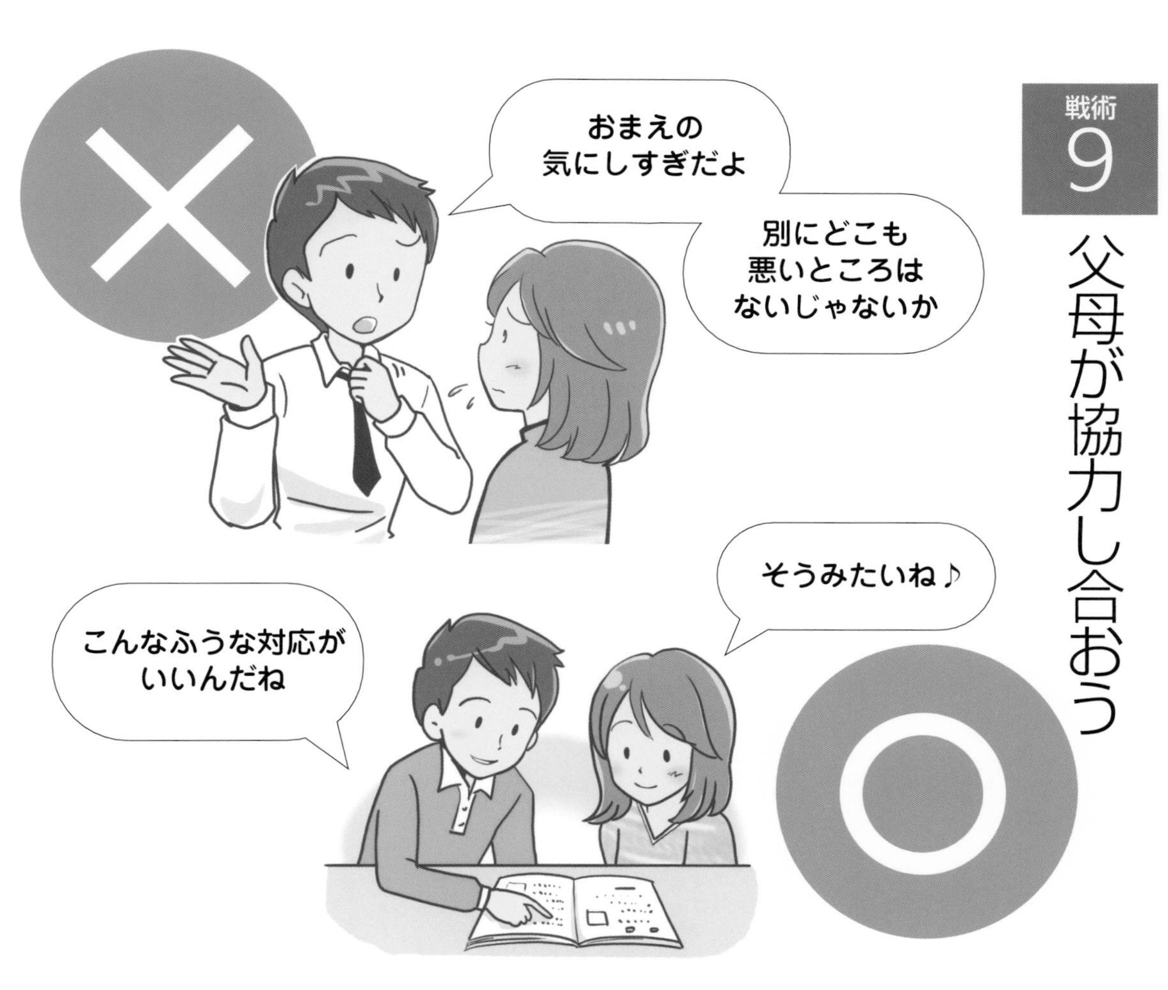

夫婦一緒にADHDに取り組む

両親がADHDについて共通の理解をもち、協力態勢をとれば治療効果も上がります。ADHDの子どもの親であることは大変なことです。心配ばかりするのもよくありませんが、お父さんが「なんとかなるだろう」という楽観的な態度で、「おまえの気にしすぎだよ」などと言ってしまうと話が先に進みません。

お母さんの話をお父さんが聞いてあげることはとても大事で、子育てに頑張っているお母さんに水をさしたりしないようにしなければなりません。

お母さんの気持ちをくみとって、アイディアを出したり、いたわったりすればお母さんも元気が出ます。週末にはお父さんが子どもを連れて公園に行くなどして、レクリエーション係を担当しましょう。お母さんがゆっくり過ごせる時間をつくってあげると、とても喜ばれるでしょう。

祖父母と同居しているようなら「子どもの将来のために」と説明して、協力してもらいます。

のび太型・ジャイアン型 タイプ別子どもとのつき合い方

ADHDの子どもの代表例であるのび太型とジャイアン型（21ページ参照）。それぞれの子どもの対応法を考えてみましょう。

のび太型の子どもに親のあなたができること

「やればできる」という気持ちを育てよう

このタイプは自分に自信がない子が多いので、その子をありのままの姿で認めてあげるのがとても大切。子どもは親が思っている以上に、親の気持ちを敏感に感じ取り、自分が親の期待にこたえていないと思うと、よけい萎縮(いしゅく)してしまいます。ゆっくりと自信をもたせ、励ましていくうちに「自分でもやればできる」という自立心がはぐくまれていきます。

牛乳、こぼしちゃった!!
でも、ふけば大丈夫よ
うまくいかなくても、
またやればいいのね

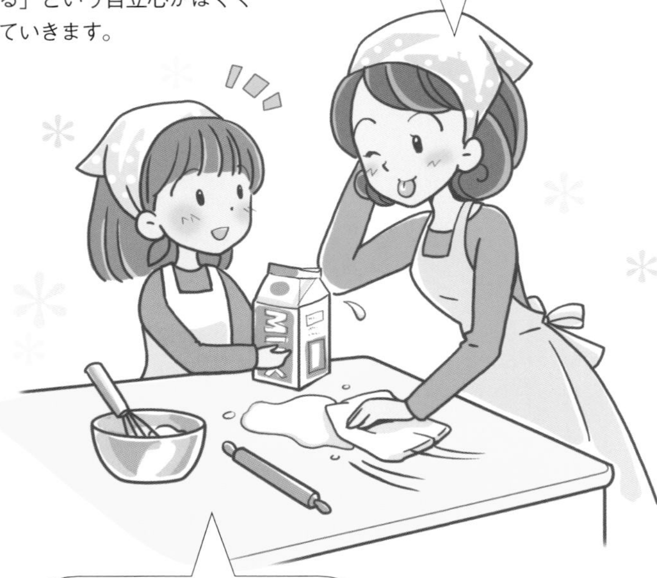

「頑張れば自分もできるようになるかもしれない」という気持ちを子どもがもてるようにしてあげましょう。「取り組みやすい目標を立て、それができるようになる」。――これを繰り返すと子どもが自信をもてるようになります。同時に「失敗してもいい」と子どもに教えたいものです。ときにはお母さんが自分の失敗を利用して、「また頑張ろう」など気持ちを切りかえる言葉を口にするのもいいでしょう。

子どもが自信をもてるような声かけを！

×バカ！ グズ！ 遅い！
×うちの子は全然ダメなのよ
×ちゃんとしないとはずかしいでしょ
×そんなこと言ってて、どうするの
×男の子でしょ。泣いちゃダメよ
×ホント、弱虫なんだから！

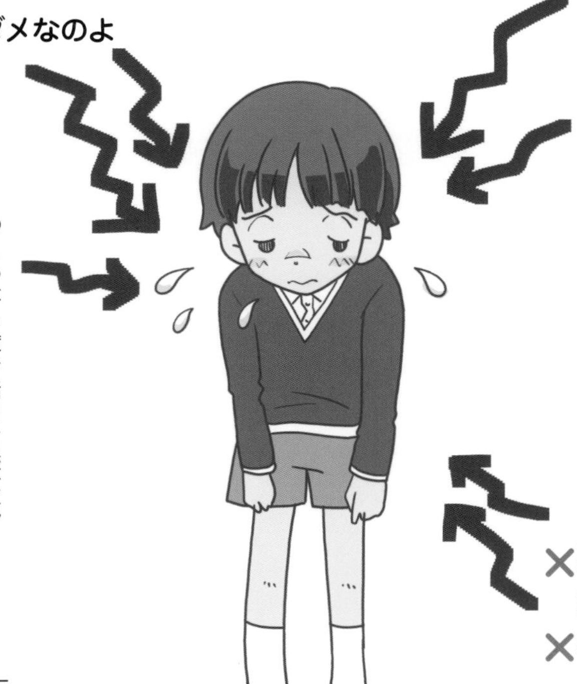

否定的な言葉を使わない

子どもは「バカ」「グズ」などの否定的な言葉を大人以上に重く受け止める。少なくとも子どもに聞こえるところでは、使わないように。そういう言葉を使ったからといって、子どもの態度がよい方向に変わるわけではけっしてない。また、他の人と話していて、「うちの子は全然ダメ」などと子どもがいる前で言ってしまうことがあるが、たとえ謙遜であっても、こんな言葉を耳にすると子どもは元気とやる気をなくしてしまう。

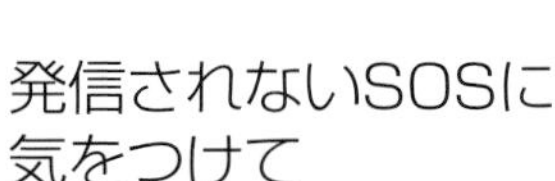

発信されないSOSに気をつけて

「ぼくはいじめられているから、お母さん、力になってよ」と、子どもが自分から伝えてくることはほとんどない。特に、のび太型の子どもは言いたくてもうまく言葉で表現できなかったり、どうせ言ってもわかってもらえないとあきらめてしまったり、言いかけても途中でやめてしまったりすることが多い。しかしもし、親がSOSに早く気づければ早くに対策を打てる。子どもの食欲や睡眠の状態、余暇活動を楽しんでいるかどうかに気を配ろう。

子どもが助けを求める声を受け止めてやること

子どもが不安がったり、おびえたりしても、「そんなこと言ってどうするの」などと言って、子どもの不安や心配にふたをしない。このような対応が続くと、ほんとうに助けが必要なときも、子どもからの助けを求める声が聞けなくなる。また、「内気でこわがりの自分はダメな子だ」と否定的にとらえる習慣ができてしまうこともある。家事が少しばかり行き届かなくても、子どもの話を聞いて気持ちをわかってあげられる親になりたいもの。

臆病さや心配性などをからかわない

特に父親や祖父は、臆病な男の子に失望して、バカにしたりなじったりすることがあるが、これは本人にとって、とても大きな苦痛。お母さんは夫や祖父にその子の気持ち、感じ方を説明してあげて、家庭内でのこのような無意識の言葉の暴力がなくなるようにしよう。子どもにとって家庭に自分の居場所がしっかりあることはとても大切。家庭の中で受け入れられ、認められていることが、外の世界での人間関係を発展させる基礎となる。

ポジティブな声かけをしよう

- ○ 大丈夫だよ
- ○ 一緒にやってみようか
- ○ ゆっくりでもいいんだよ
- ○ 信じてるよ

子どもの能力を伸ばそう

●学校以外での活動はゆっくり

ほとんど毎日、塾やおけいこ事があるという生活は、ADHDの子どもには忙しすぎ。他の子どもとの遊びの楽しさを味わう機会をもたせてあげよう。ADHDの子は同年代より少し下の子どもや、年上の子どもとのほうがうまく遊べることが多いので、子どもが楽しんでいるならば、年下の子どもと遊ぶのもいい。新しい環境になじむのに時間がかかることもあるので、新しいことを始めるときは、前もって話をして気持ちにゆとりを与え、ゆっくり子どもがとけ込むのを見守ろう。

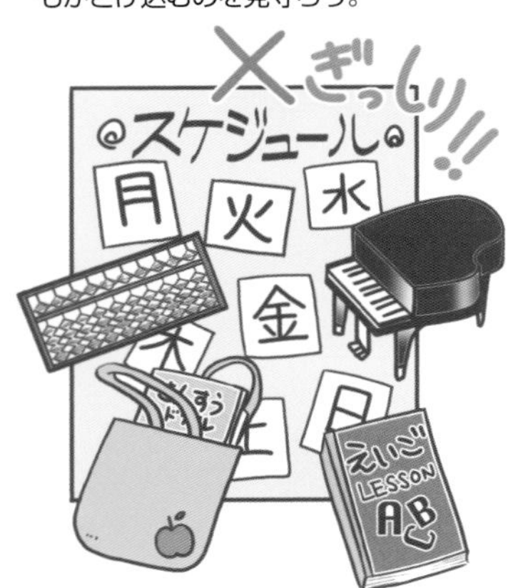

●スポーツをさせる

のび太型の子どもはスポーツが苦手な子が多い。スポーツは体にいい影響があり、学習にも集中しやすくなり、不安を解消する作用もある。ADHDの子は団体競技より、個人競技のほうが取り組みやすい傾向がある。しかし「激しくトレーニングして鍛え直す」は、とんでもない発想。どんなにいいことでも子どもがいやがるようであれば無理強いしない。スポーツが好きでなければ無理せず一緒に散歩や家事をして、少しでも体を動かさせるようにしよう。

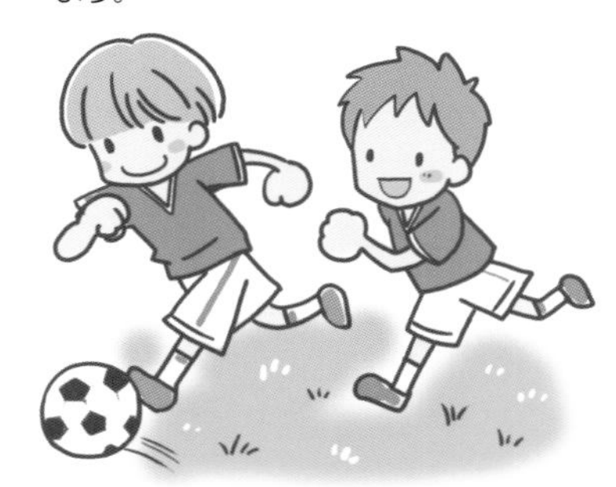

●言葉の能力を高める

言葉の能力が高くなれば、自分の感情を他人に伝えることもでき、学校の授業も理解しやすくなって、ADHDの子どもにはおおいにプラスになる。子どもの言葉の能力を伸ばすためには、まず子どもが自分で本を読めるようになっても、子どもに本を読んであげよう。しりとり、なぞなぞ、カルタなど、言葉を使ったゲームを楽しむのもいい。親も「ダメ」という決まり文句を使わずに子どもと話す練習に挑戦してみよう。

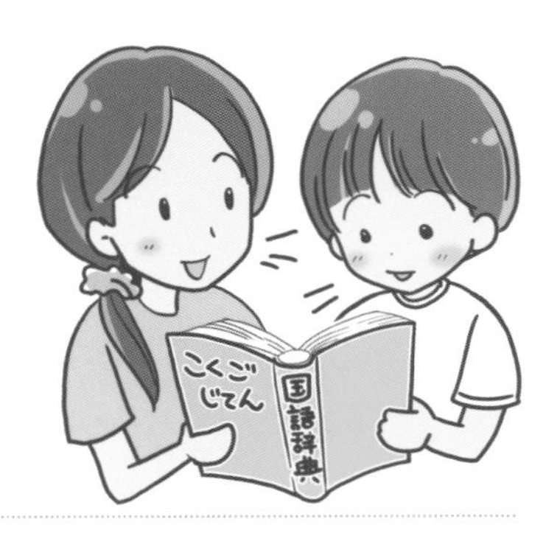

●音楽を流す

家庭で気持ちをなごませるような音楽を静かに流してあげると、子どもの気持ちが安らかになることも。特に片づけなど苦手な活動をするときに有効。

●ペットを飼う

ペットによって心が癒やされ、世話をすることで日常生活の習慣ができる子もいる。お母さんの仕事が増えても、ペットを飼う価値がある場合も多い。

●自立へゆっくり導く

泳ぎを教えるとき、急に手を離したらおぼれてしまうが、いつまでも手を持っていては泳げるようにならない。自立も同じ。少しずつ手を離し、自立させよう。

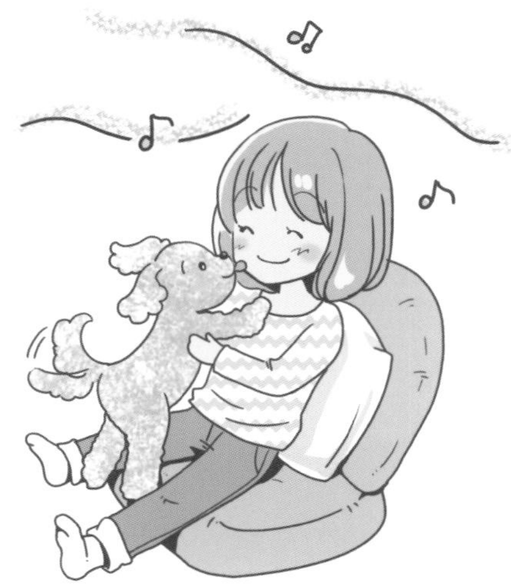

●祖父母など親戚との交流の場をつくる

祖父母やいとこ、おじ・おばたちと頻繁に行き来するのもよい。気のおけない人たちの中で緊張感から解放され、のびのびとふるまうことができる。遠くに住んでいてあまり会えないなら、電話やメールで連絡をとり合うのもいい。

●ゆっくり、1人で過ごす時間をとらせる

のび太型の子は集団の中にいると、多くの刺激を受けて緊張し、気疲れしたりする。十分な休養がとれるように1人でゆっくり過ごす時間をつくる。1人でできる楽しみや趣味を育てるのも大切。

ジャイアン型の子どもに親のあなたができること

元気に走り回り、危ないことも平気でやり、いたずら好きなジャイアン型の子どもは、のび太型とは全く違う意味で育てるのが大変です。友だちにけがをさせたり小さい子をいじめたりして、近所に頭を下げて謝ることも多く、お母さんがうんざりしてしまうこともあります。けれども子どもがなぜそのような行動をするかがわかっていれば、対応はずっとうまくいくでしょう。

やさしい言葉が使えるように

ジャイアン型の子どもは、「ありがとう」「いいよ」「ごめんなさい」という言葉が使えないことが、意外と多いもの。ちょっとしたことにも「ありがとう」と言い、「いいよ」と言って相手を許すことは友だちと仲よく過ごすための大事なワザ。「ごめんなさい」が言えると、トラブルが起きたときも、関係を修復しやすく、この言葉が言えるかどうかで周りの見る目も変わってきます。子どもだけでなく、家族全員がこんな言葉をじょうずに使いこなしたいもの。

こんな言葉が使えるとかっこいい

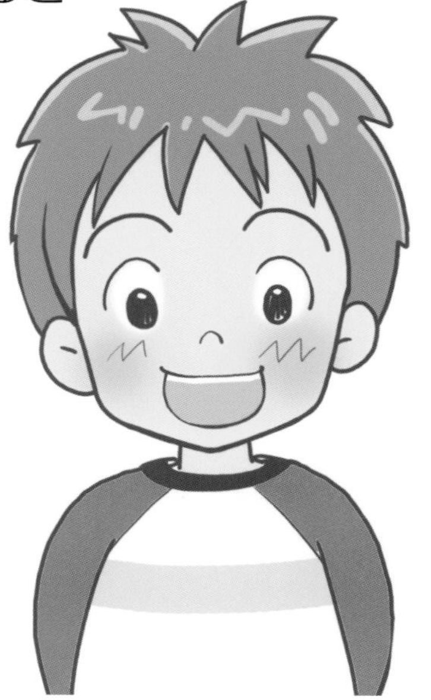

乱暴に怒りをぶちまけるのではなく、話し合いや交渉する技術を習得させる

ジャイアン型の子どもは、言葉の能力が未熟なことが多く、外界の刺激に対して、頭で考えず、反射的に対応してしまうことも多くあります。

気に食わないことがあって、乱暴をしたり怒りをぶちまけたりする前に、数秒間心を落ち着けて、言葉で対応したり、話し合いで解決するような練習を小さいうちから親子で心がけましょう。

怒ったとき、いったん立ち止まって考える習慣がつけば、乱暴さを抑え、怒りの爆発も減らすことができます。

ねばり強くしつけよう

●テレビやゲームの時間を制限する

テレビの暴力的なシーンや過激な内容の悪ふざけ、性的な描写などは、ジャイアン型の子どもにとって悪影響がある。どんな番組を見せるかは、子どもの年齢や性格を考えてよく検討しよう。親も一緒にテレビを見て、「テレビの世界と現実の世界は違う」「暴力はよくない」など、テレビの内容について親がそのつど、子どもに補足説明していこう。テレビやテレビゲームは便利な子守だが、影響は大きいので多用しないようにしたい。

●十分な運動をさせる

ジャイアン型の子どもは活発で、あふれ返るようなエネルギーがあるので、十分に運動させよう。また、スポーツは子どものもつ怒りや攻撃性に、適切なはけ口を与える働きもある。

●契約書を作る

子どもが思春期に入るころからは、子どもとの決め事を紙に書き、契約書の体裁にし、親と子がサインするのもいい方法。なるべく簡単な目標にし、それが守れたら、お小遣いをあげたり、欲しいものを買ってあげるのもいい。

●子どもの様子がわかるように、なるべくそばにいる

子どもが学校から帰る時間にはなるべく家にいて、子どもとできるだけ関わるようにしたい。忙しい人は、たとえ時間は十分にとれなくても一緒にいる時間を大切にする。毎日30分でも子どもと話したりして、子どもと向き合う時間をつくろう。

●おどさない

子どもがやるべきことをしないときや、やってはいけないことをしたとき、おどさない。「もう買ってやらない」と親の権力を見せつけたり、「おまわりさんが来るわよ」などと言ったりして外界の脅威を盾にしないように。

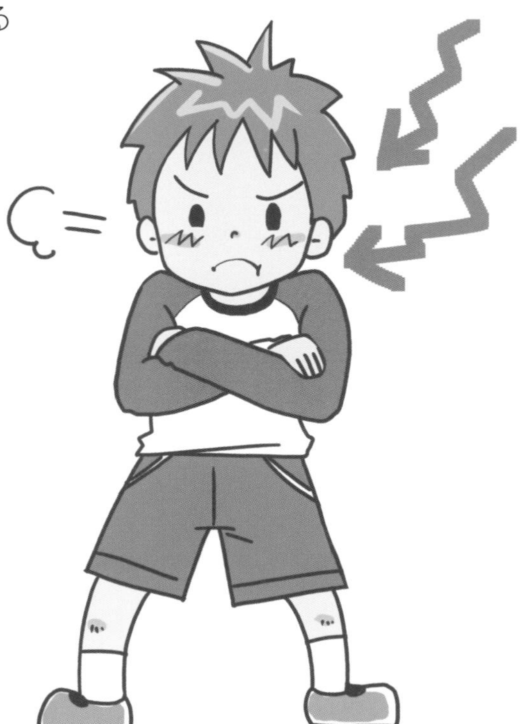

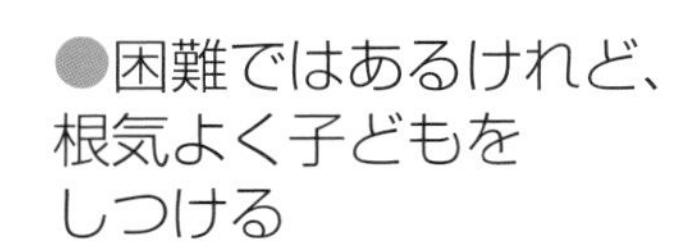

●困難ではあるけれど、根気よく子どもをしつける

幼いうちから、どのような方針で育てていくかを、家族でよく話し合って決め、決めたルールにもとづいて子育てをしよう。「寝る時間になってもぐずぐずするときはどうするか」など、日常的に起こる問題の対応のしかたを考えておく。祖父母からの「まあ、いいじゃないの」というような干渉が入らないように、祖父母ともルールについて話しておく。しつけの秘訣は何よりも継続すること。続けることがしつけの一番のポイントなので、頑張って！

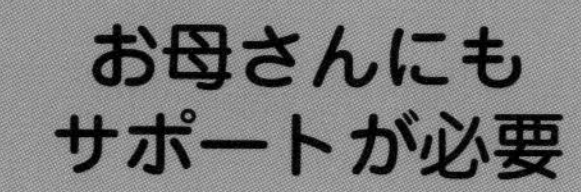

お母さんにもサポートが必要

あなたの気持ちを体の外へ吐き出そう

いらだちや怒り、歯がゆい思いやむなしさは、ノートに書いて文字にして吐き出すだけで、ずいぶんと気が休まります。そのノートはとっておかずに廃棄処分にします。心を許せる人や同じような子どもをもつサポートグループの人たちに気持ちを聞いてもらうことも大切。できるだけそうやって心を身軽にしましょう。

お母さん自身が子どものとき、自分の親とうまくいかなかった経験があると、子育てにそれが影響することもあります。お母さんが自分についてのカウンセリングを受けるのも有効です。

どうすればいいかわからないときや困ったときは、助けを求める

ジャイアン型の子を育てることは親にとって、大きな試練。疲れて無力感におそわれることもあるでしょう。そのときには教師や友だち、親戚などに助けを求める勇気をもちましょう。

お母さんがいつも気分がめいる、不眠や体重の減少、疲れやすい、無気力などの症状がある場合はうつ病の可能性もあります。子どもだけではなく、夫との不仲などの問題も抱えているような場合には、自治体の家庭支援センターに相談するのもいいでしょう。

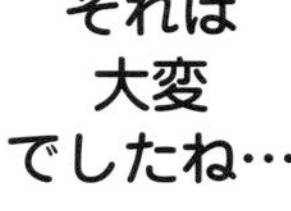
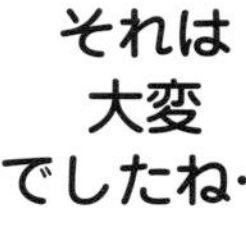
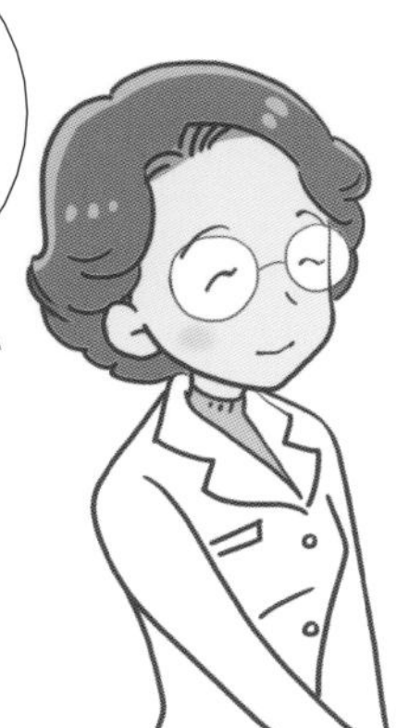
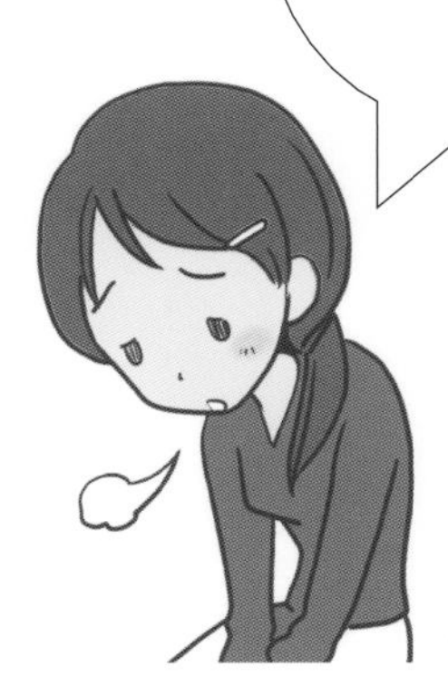

あなたの子どもにいじめを受けていると言われたとき

ジャイアン型の子どもは他の子をからかったり、いじめたりすることがあります。誰かをいじめていると言われたら、実際の様子を先生や周りの子どもから聞いてみます。本人はいじめているつもりがないこともありますが、それでも相手がいやがることはしないように丁寧に教えていきます。

子どもが学校や家庭でイライラして、ほかの子どもにあたっているようなときは、左記のようなことを考えて、子どもが精神的に落ち着けるように環境調整することも大切です。

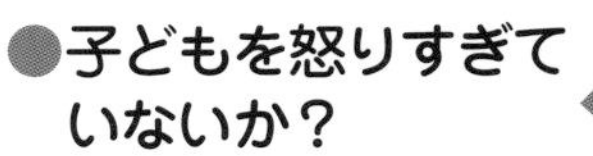

チェック

- **子どもを怒りすぎていないか？**
- **子どもが忙しすぎるのではないか？**
- **子どもへの要求水準が高すぎないか？**
- **子どもは勉強が負担になっているのではないか？**

年齢別のきめこまかい対応で、子どもの力を伸ばしてあげよう

子どもの成長に合わせた対応をしよう——子どもの年齢別アドバイス

成長するにつれてADHDの子が困ることも、周りから求められることも変わってきます。年齢に応じた対応を考えてみました。

幼児期

ムダに怒らない

この時期に大切なのは、しつけがうまくできなくてもイライラしないこと。ADHDでない子なら5回言えばすむことを20回言わなくてはならなくても感情的にならず、淡々と一緒にやってあげましょう。5歳なら3歳くらいの子のつもりで。辛抱強くしつけをしていれば、できることも多くなります。社会性に問題があるようなら、ADHD以外の発達障害の疑いがあります。

●幼児期はADHDだけでは、まだそれほど困らない
●ADHDは、努力しなくてはいけない活動に従事するようになる小学生になってはじめて、表面化することが多い

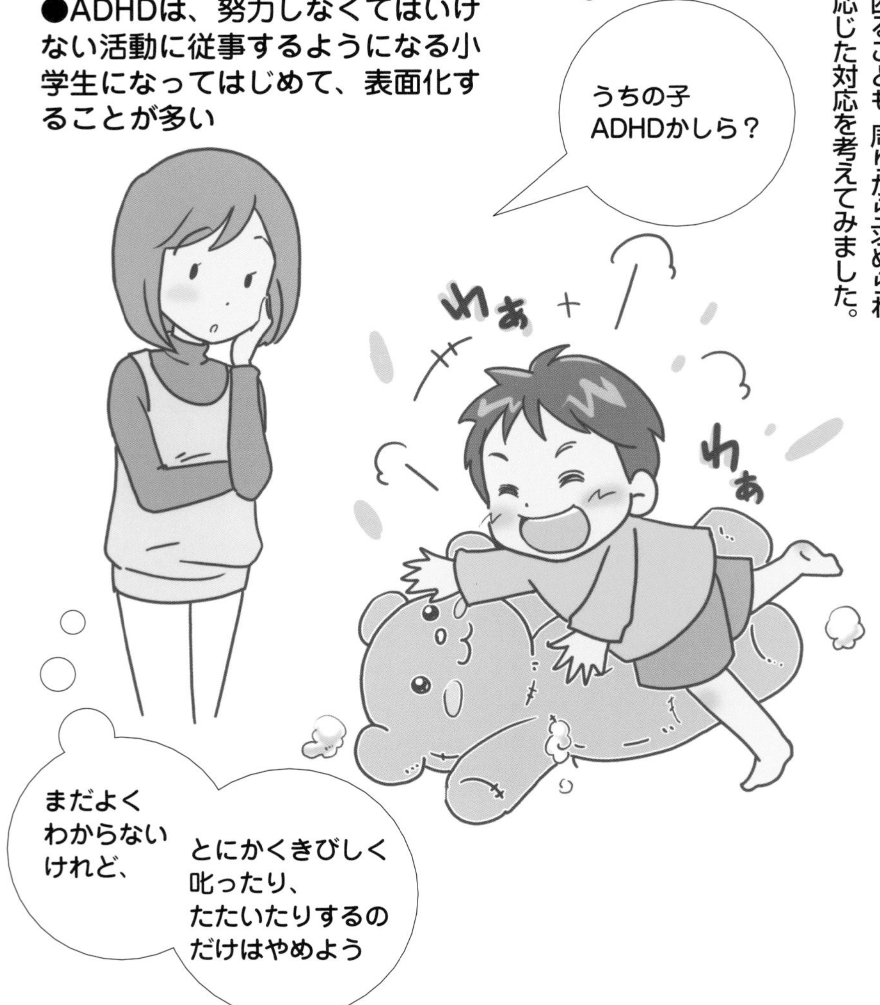

小学生 ほっといてもできるようにはならない

小学生になって、宿題にとりかかれなかったり、忘れ物が多いなどの問題があって、はじめてADHDと気づくことはよくあります。小学生の対応で大切なことは、「ダメじゃないか」と叱るのではなく、子どもが集中して宿題ができる環境をつくったり、忘れ物をしないように時間割を一緒にそろえるなどして、勉強や整理整頓が習慣となって身につくようにしてやることです。

世間では
「ほんとうに困れば
忘れ物はしなくなるので、
それまではほっとけばいい」
と言うけれど…

成長を待っているだけでは、
いつまでたっても
できるようには
ならない!!

忘れ物が多い
宿題にとりかかれない
落ち着きがない
その他ADHDの症状
?

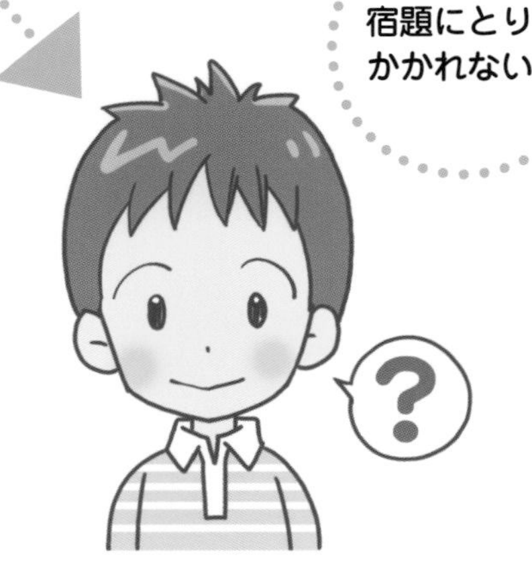

「○○を持ちなさい」と指示するのではなく

あしたの持ち物はなんだったかな？

などの声かけで、思い出す練習をさせましょう。

頭の中ではわかっていても、必要なときにうまく思い出すのが苦手です。

中学生

急に手を離さない

中学生になって思春期に入ると、お母さんの言うことを聞かなくなり、お母さんの手からも離れていきます。しかも定期テストに向けての地道な勉強や期限内に提出物を出すことなど、ADHDの子にとって苦手なことが増えます。反抗的な態度だからと急に手を離さず、3分の2の年齢だと思い、命令口調でなく、アドバイスをする言い方に変えてつき合いましょう。

提出物が期限内に出せない

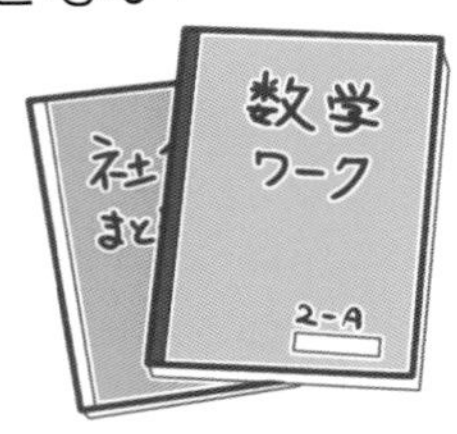

数学
ワーク
2-A

地道な勉強ができない

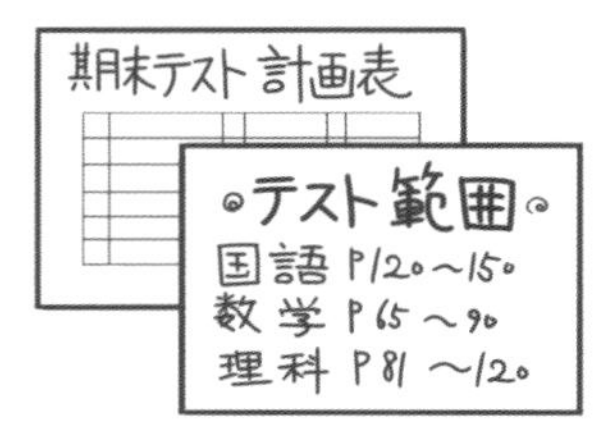

えっ、うちの子ってADHDだったの!?

忘れ物が多い

あっ！
宿題のプリント、
学校に
忘れてきた！

部活でもトラブル

また遅刻
しちゃった…

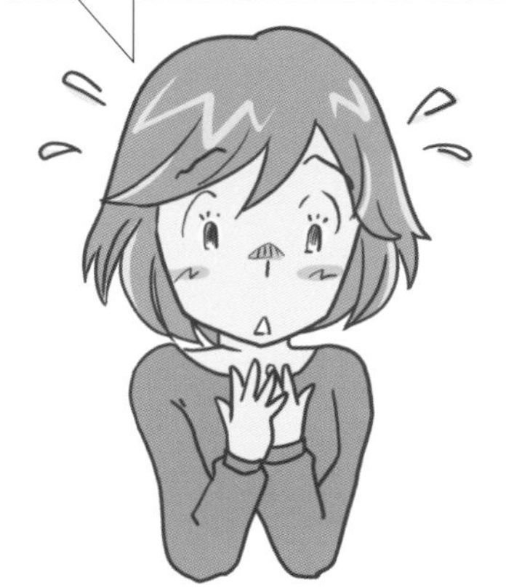

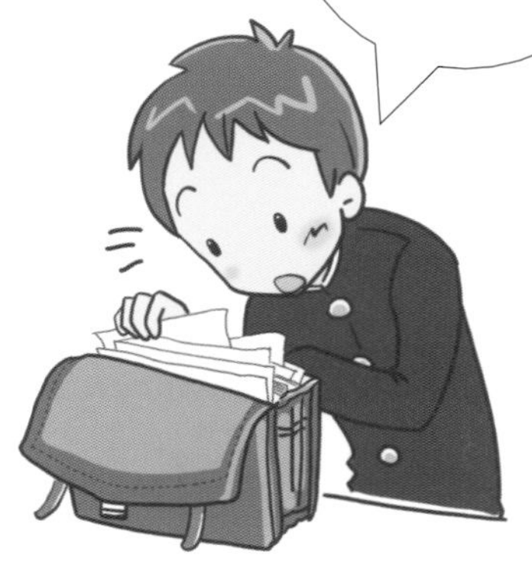

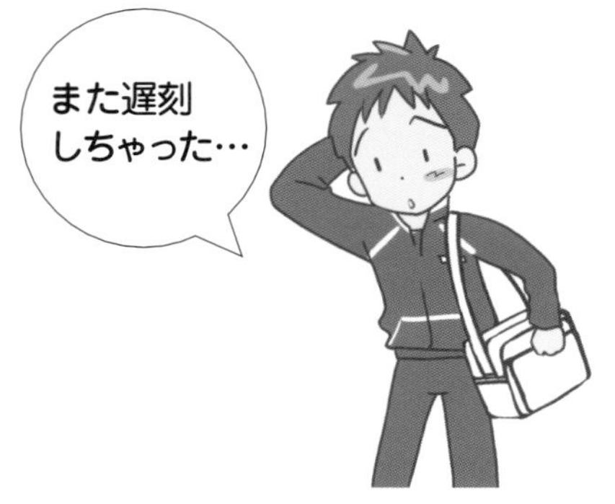

●中学生になってはじめて、ADHDに気づくことがある

多動性や衝動性があまりなく、不注意優勢型のADHDで、母親が宿題や忘れ物などのサポートをしっかりやっていると、小学生のうちはADHDが目立たず、中学生になってADHDに気づくケースもあります。

原因は

●周りの子どもより、まだ幼い

周りの子に比べて、情報を集めたり、先の見通しを立てて行動を起こすような能力が十分に育っていないため、他の中学生ならできることができにくい。

●教科ごとに先生がかわる

ADHDの子はそれぞれの先生の特徴を読み取って情報を得るのが苦手で、先生のほうも生徒の特徴を知らないので、ADHDだからといって手厚く見守るというようなこともしてくれない。

●大人向けのインフォメーション

中学生になると急に大人扱いになり、遠足や課外授業の集合場所、あるいは提出物の期限なども先生は簡単なインフォメーションしかしないので、不注意型のADHDの子は聞き漏らしてしまう。

中学生の対策

もう中学生なんだから、
１人でやってね！
えっそんな！
数学

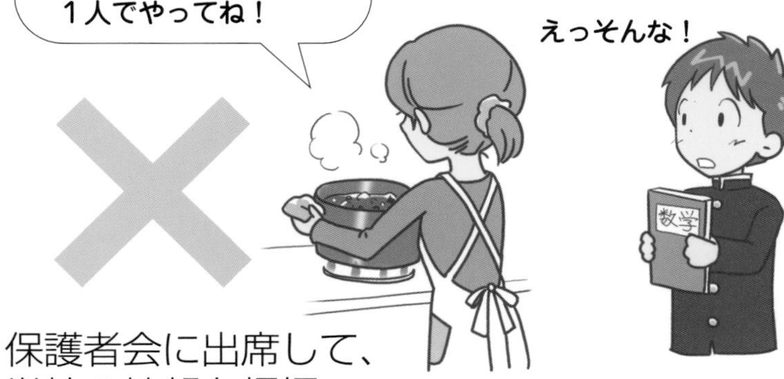

中学生になったからといって、急に子ども任せにしない

「もう中学生なんだから、自分でやってね」と急に手を離さない。中学校生活は小学校生活より生活全般で要求されるレベルが高いので、少しずつ自分でできることが多くなるように気を配ってあげて。

保護者会に出席して、学校の情報を把握

中学校の雰囲気やいじめのこと、中学生の勉強についてなど、子どもが暮らす環境の情報は大事。保護者会にはまめに出席する。

家庭教師や塾の利用も

親以外の人からの言葉のほうが頭に入りやすいこともあるので、家庭教師や塾の利用も効果的な場合がある。

命令口調で言わない

命令口調で言うと「うるせえ！」「それなら自分でやりなさい！」と親子げんかになってしまう。まだ手を離すには時期尚早なので、アドバイスするような言い方を工夫しよう。

学校の先生に相談してみる

勉強で困っているときは、先生と連携しないと手が打てないかもしれない。先生に提出物を出すよう声をかけてもらったり、親にもまめに連絡してもらうなど相談してみよう。

部活の内容を知っておく

部活の集まりに出席するなど部活仲間のお母さんと仲よくなっておく。試合の日や部活で必要なグッズなどは親が把握していないと、試合に遅刻したり、トラブルも起きやすい。

プリントなどの整理整頓方法を教える

配布されるプリントも増え、あとでまとめてプリントを提出しなければならないこともある。教科ごとにプリント入れのカゴを用意してあげるなど、整理整頓しやすい方法を教えよう。

いつか自分でできるように、
少しずつ手を離すのね
テスト勉強の計画ってどうしたらいいの？
こんなふうに計画したらどうかしら？
計画表

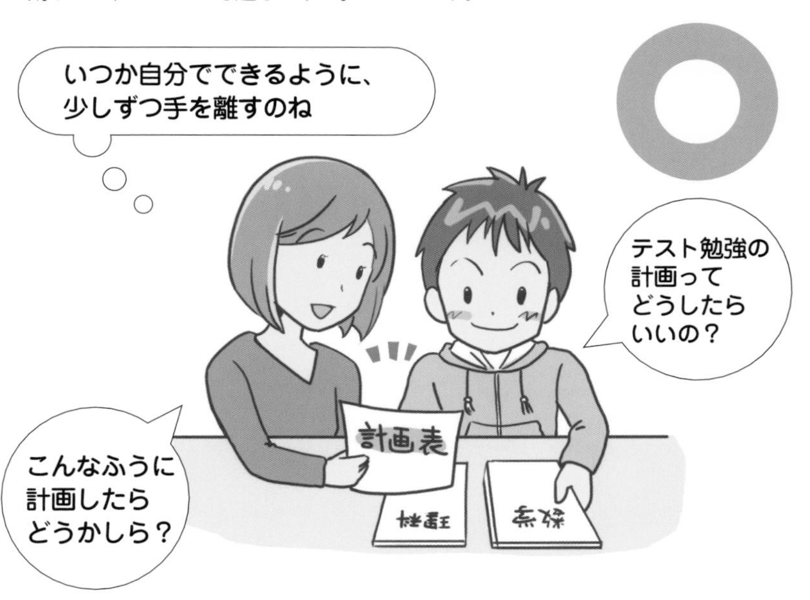

3分の2の年齢だと思ってアドバイス

ADHDの子は高校生になっても「待つ」のが苦手で、「今勉強すれば3年後にいい大学に入れる」「今日がまんをすればあしたはもっと楽しくなる」というふうに合理的には考えられません。ですから今楽しいことが最優先で、バイトや部活など楽しいことに気が向かってしまい、「基本は勉強」にはなりにくいのです。実年齢より幼いと思って辛抱強くつき合いましょう。

お母さんの言葉が今子どもの心に届かなくても、いつの日か「お母さんが昔、あんなこと言っていたな……」と思い出せるようなアドバイスを心がけましょう。強く言っても耳にうるさいばかり。穏やかに伝えるように心がけましょう。

予定をすぐに忘れる

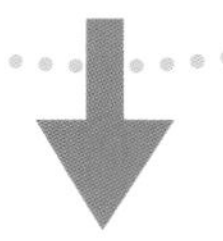

さりげなく、スケジュールを確認する

さりげなく予定を聞いて、予定を確認させる。「お母さんはあなたの予定を忘れちゃうからカレンダーに書いておいて」と言って、予定を書き込む練習をさせたり、「お母さんは手帳に書くようにしたら、忘れなくなったの」と手帳をすすめるのもいいかも。

(さりげなく)
あしたは何時に集合なの?(母)

いっけねぇ、集合場所をメールで聞かなくちゃ(息子)

口ごたえばかりで、アドバイスに耳を貸さない

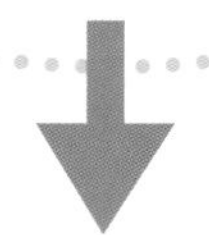

「なるほど!」と思わせるアドバイスを心がける

もう親の圧力では動かない年齢。「勉強しなさい」ではなく、「○○ちゃんは勉強ができる子が好きらしい」とか「○点以上だと大学推薦が受けられて楽よ」など、「勉強するといいことがある」と、その子が興味のある分野で、工夫してアドバイスを。

バイトや部活ばかりで勉強しない

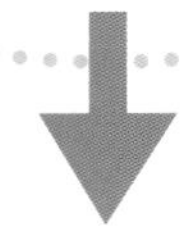

その子にわかるように状況を説明する

高校では留年制度がある。しかし「留年」が具体的にどういうことなのか、ピンとこないのが、ADHDの子どもたち。15歳でも10歳の子どもだと思って、留年の意味を説明したり、遅刻や欠席の回数、赤点の数などで留年することをかみ砕いて教えよう。

留年するって、今の友だちとは一緒に勉強できなくなるってことよ!

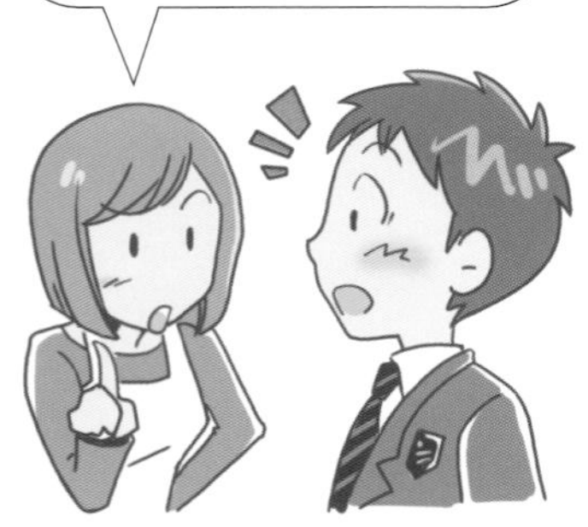

あっ
そういうことか!

その子の特徴を受け入れることも大切

子どもは思春期になると、もう親の力では動かず、つまずくことも多くなるかもしれません。しかしたとえ留年などしても、それを責めてもしかたないので、「それでも、私たち親はあなたの味方よ」と子どもを支え続けることが大事。「この子は不注意なところはあるけれど、好きなことをやっているときは楽しそうだし、そういうスタイルの子なんだ」と大きな心で子どもを受け入れ、認めることも大切です。

こういうスタイルの子どもなんだね

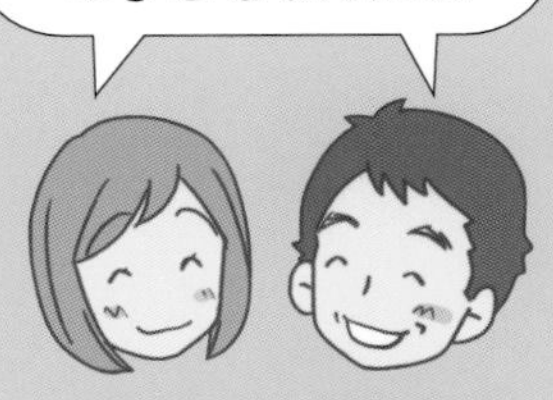

サポートシステムのある大学を選ぼう

大学になると履修科目を自分で決めます。履修科目一覧を読み、友だちや先輩から情報収集もしながら決めますが、ADHDの子はそういうのが苦手。欧米ではサポートがしっかりしているのですが、日本ではまだサポート態勢も少なく、単位取得がきびしい大学もあるので、大学選びには気をつけて。

親の手に余ったら

学校や塾の先生、家庭教師からアドバイス！

思春期の子どもは、親のアドバイスには耳を傾けにくいもの。同じアドバイスでも、塾の先生や家庭教師など、他の人から言ってもらったほうが、すなおに聞けるようである。なんでも親がなんとかしなくちゃとしゃしゃり出ないほうがいい。

大学入試での合理的配慮

最近は大学入試でも発達障害のある学生への合理的配慮を受けられるようになってきました。

共通試験では、集中力の持続が困難、感覚過敏などの理由で特別な配慮が必要な場合には、別室での受験、試験時間の延長、拡大された問題用紙などの合理的配慮を受けられることがあります。あらかじめ、主治医に診断書を依頼するなどして必要な配慮を受けるようにしましょう。

大学によって異なりますが、二次試験でも合理的配慮を受けられることもあります。

整理整頓ができない

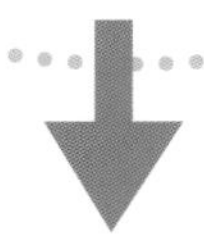

その子にできる水準のやり方を教える

「試験前になると、プリントがない、ノートがない、と探し物ばかりで勉強にならない」という子どもも多くいる。クリアファイルなどは多めに与えるなど、整理整頓が苦手な子ができる水準で、書類などの整理のやり方をアドバイスしよう。

プリントは、教科別にクリアファイルに入れておくだけで、ゴチャゴチャにならないわよ

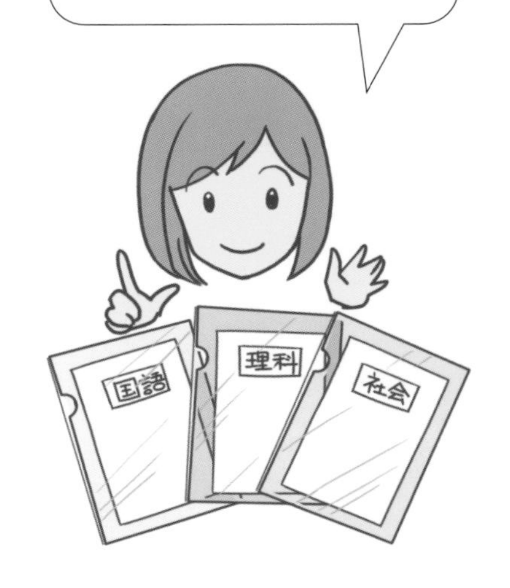

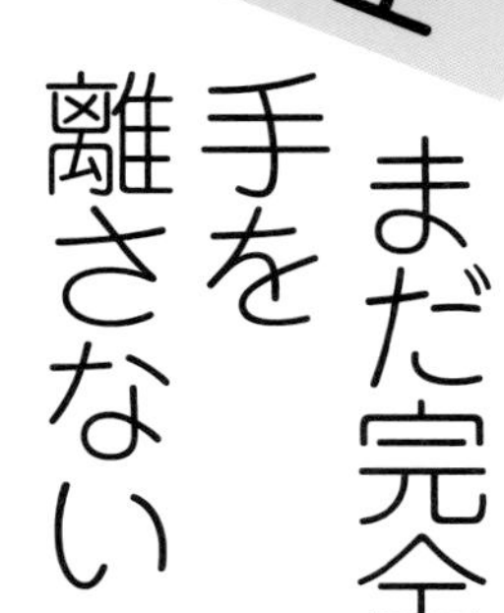

大学生

まだ完全に手を離さない

大学生になるとアルバイトやサークル活動などもあり、目の前の楽しみを優先してしまうADHDの子は学業がおろそかになりがち。大学生になったら、「留年したときはどうするか」「学業最優先」など、あらかじめ親子の取り決めをしておきましょう。親元を離れて１人暮らしを始めることもあるので、最低限の生活習慣は高校までにつけておきたいものです。

応援するから、
これだけは
守ってね

具体的に
言ってくれると、
わかりやすいな

留年したら、学費の一部は自分で払うなど、取り決めをしておく

親子で話し合って大学生活の取り決めをしておこう。帰宅時間の連絡、お小遣い、バイトの内容など。大学生は学業がおろそかになりがちなので、「留年したときの学費」については決めておくことがおすすめ。ただし、あまりきびしくしてしまうと、子どもはあきらめて親との関わりを拒絶することもあるので、要注意。

バイトやサークルより、学業を優先させる

ADHDの子どもでなくても、ついバイトにのめり込んで、朝は起きられず、授業に出られないという大学生は多い。あらかじめ「勉強のために学費を払っているので、何よりも学業優先」と、子どもにしっかり言い渡す。

本人が困っていたら、大学のカウンセラーやコーチングのコーチなどに相談することをすすめる

子どもが単位の取得や就職活動、友だち関係などで困っていても、もう親では相談に乗ってやれないこともある。大学のカウンセラーに相談することをすすめたり、コーチングのコーチ、あるいは心療内科などで相談できることを教えてあげよう。

クレジットカードの限度額を決める

お金の管理がへたなADHDの子どもは多い。クレジットカードではなく、現金でお金の管理をしたほうがいいが、いずれはクレジットカードを持つことになるので、限度額を決めるなど、カードの使い方を学ばせよう。

すぐに忘れてしまうので、あきらめずに確認させる

親子の取り決めをしても、すぐに忘れてしまうのがADHDの特徴。忘れっぽさにうんざりすることなく、しっかり紙に書いておき、子どもが機嫌のいいときを見計らって、あきらめずに何度も確認させよう。

大人

ちゃんとできているか、声をかけよう

成長するとADHDの多動性や衝動性はかなりなくなりますが、不注意だけはなかなか直りません。しかし不注意は手帳やカレンダーを活用すれば、仕事は十分にこなせます。ただ忘れやすいので、「あしたの予定は？」など、さりげなく声をかけましょう。子ども時代と同じように「ちゃんとやっているね、さすが」などとほめることも忘れずに。かといって過保護にならないように注意しましょう。いつまでも子ども扱いされては、子どももうんざりします。

持ち物リスト

定期券
鍵
財布
化粧ポーチ
ハンカチ
ティッシュ
眼鏡
名刺入れ

あしたの持ち物

広告の本を
持っていく

週末にやること

クリーニングに
出す
部屋をそうじする
バッグの整理を
する
シーツを洗濯する

小学生のころと変わらない
メモだけど、
自分で書けるように
なったのだから、
大きな進歩ね

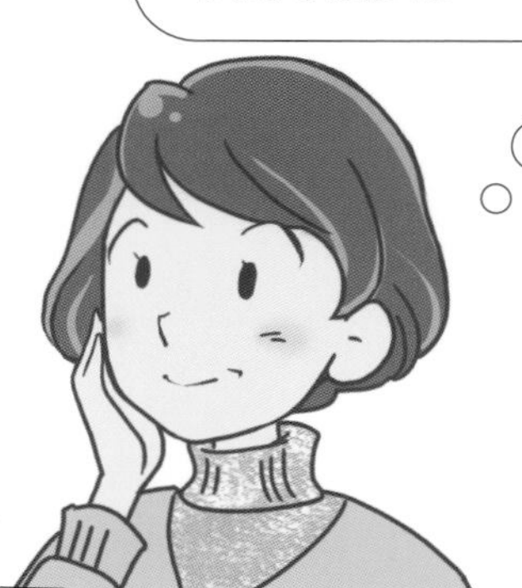

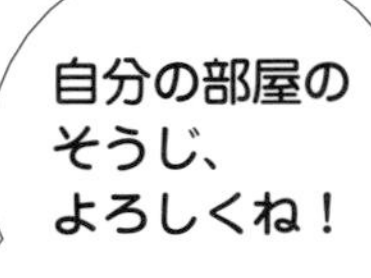

自分の部屋の
そうじ、
よろしくね！

してるよ！
（娘）

困っているんです！
あ、ごめん、
すぐにやるよ！

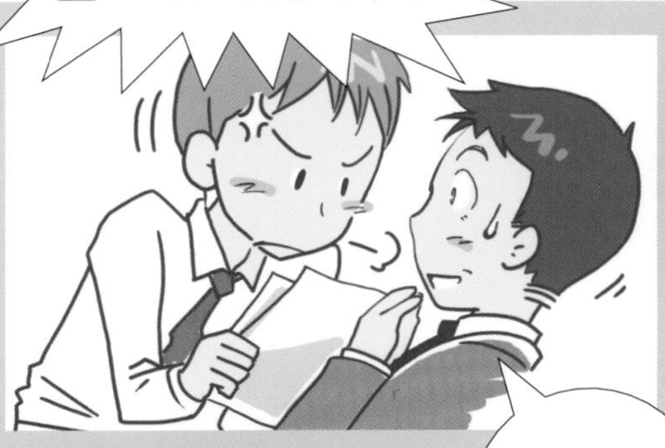

ほんとうにキレる前に軽くキレたふりをして催促するのがコツ。

ADHDの同僚とのつき合い方

先延ばしにしがちなので、早めに催促を！

ADHDの人は仕事ができないわけではありませんが、仕事にとりかかるまでに時間がかかり、仕事を引き延ばすことが多くあります。本人も「周りがそろそろ催促するころかな」とは内心思っています。ですから、ADHD傾向のある同僚がいたら、ほんとうに仕事がギリギリになって関係を悪化させてしまうより、余裕のあるときに軽くキレたふりをするなどして、仕事を催促するのがいいでしょう。

周りの人たちの協力があれば、治療はもっとうまくいく！

周囲の人たちへじょうずに協力を求めよう

周りの協力があればお母さんも子育てが楽になり、治療もスムーズに進みます。ここでは、周囲への協力の求め方をアドバイスしましょう。

妻から夫への協力の求め方

両親で協力したほうが、治療の効果は出やすい

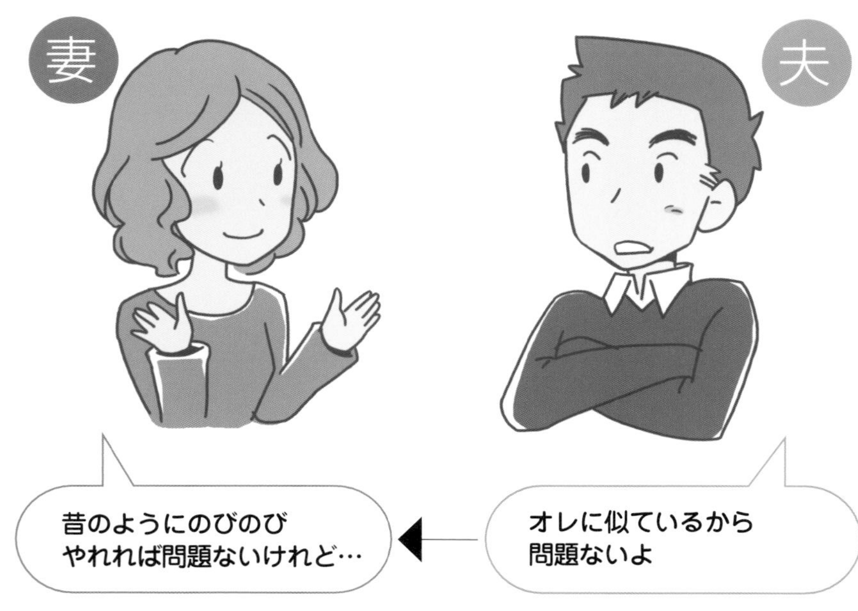

夫：オレに似ているから問題ないよ

妻：昔のようにのびのびやれれば問題ないけれど…

「昔はのんびりしていたからよかったけど、今はそういう症状があるとけっこうつらい思いをする」と伝え、「親としてどのように関わったらいいのか知りたいので、一緒に相談に行きたい」と話をつなげる。

夫：たたいてわからせるしかないんだよ

妻：この本にはこう書いてあるけれど…

子どもに「おまえはダメだ」と言ったり、たたいたりするお父さんには「本に書いてあるから読んでみて」と、本書の「体罰について」のページ（44ページ）を開いて渡す。体罰をやめるお父さんがかなりいる！

夫：おまえのしつけが悪い！

妻：確かにそうかもしれないけれど…

「そうかもしれない」と同意したほうが話はスムーズに。しつけの問題を議論してしまうと話が進まない。そして「しつけに2倍も3倍も手がかかる子だから、一緒にやってくれる？」と協力を求める。

祖父母への協力の求め方

昔はそんな子、いなかったよ
昔からいたのですが、もっと世の中がのんびりしていて…
ズズ…

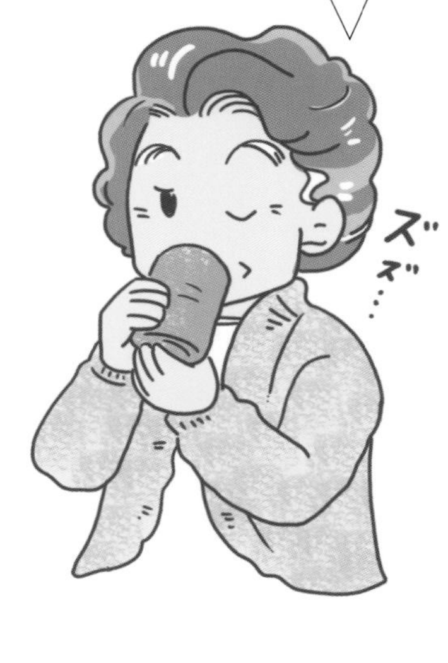

もし必要なら、おつき合いに距離をおいて

協力してくれそうな祖父母へは「周りの人が同じような対応をすれば、子どもに力がついて苦労も減るので、協力してほしい」と説明。

祖父母がADHDへの対応のさまたげになっていると感じたり、「しつけが悪い」「そっちの家の遺伝」などと傷つけるようなことを言うなら、祖父母と会う頻度を減らしたり、短時間だけ会うようにしてもいいでしょう。

すべてを理解してもらわなくてもいい

ADHDを理解しようとせず、薬物療法に反対する祖父母も多数います。ところがその一方で、むやみに子どもにお小遣いをあげたり、親の育て方に口を挟んだりして、しつけをしづらくするのも祖父母だったりします。

祖父母にすべてを理解してもらえず、甘やかそうとするときは穏やかに、でもきっぱりと断り、親は毅然とした態度で子どもにとって最良のしつけを頑張ればいいのです。

子どものころ、少し乱暴だったり、宿題や片づけが苦手だったお父さんは、「オレもそうだったけど、今はちゃんとやっている。だから問題はないんだ」と言って、子どもに「発達障害」という名前がつくことに否定的です。しかし子どものためには、両親がある程度は同じ育児の方向性をもっているほうが、ADHDの治療効果も出やすいので、ぜひ夫婦で協力してください。

対決してはいけない!!

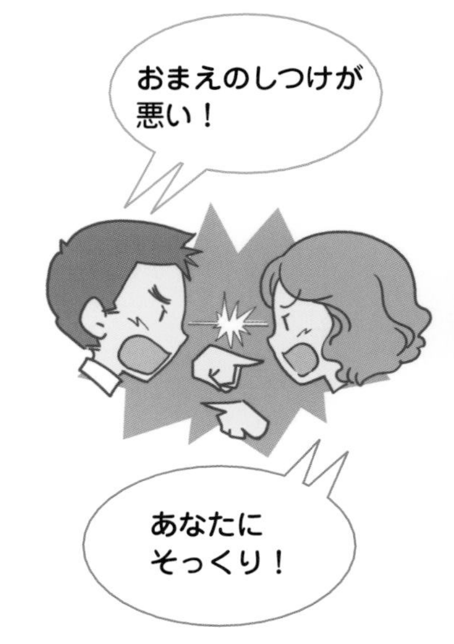

ADHDに限らず、子どもの発達障害を最後まで受け入れないお父さんも多く、「おまえの育て方が悪い」「あなたの遺伝子よ」と言い争いになりがち。でもとにかく対決は避けて、説得しましょう。学校での相談は夫が一緒だと先生の対応も丁寧になり、効果的です。

障害を恐れない放置のほうがこわい

学校では子どもの発達障害を複数の先生で認識し、みんなで子どものサポートをするシステムになっています。親の中には「多くの先生が障害を知ることによって、子どもが偏見の対象になるのではないか」と心配する人もいますが、しかし子どもをそのままで放置してしまうほうが、結果として対応が困難になってしまうこともあります。

スクールカウンセラーとは？

スクールカウンセラーは頼れる存在です。しかし発達障害を親子関係だけから見て家庭の問題が原因と考える人もいます。

発達障害なのか親の育て方なのかどちらかに決めるのではなく、両方の観点から見るほうがよい場合が多いようです。またADHDでも、勉強ができたりすると、「問題ない」「大丈夫」と言われ、親は困惑することもあるようです。うまく相談できないときは、教育相談所などにも相談してみてください。

ADHDの子どものきょうだいへの協力の求め方

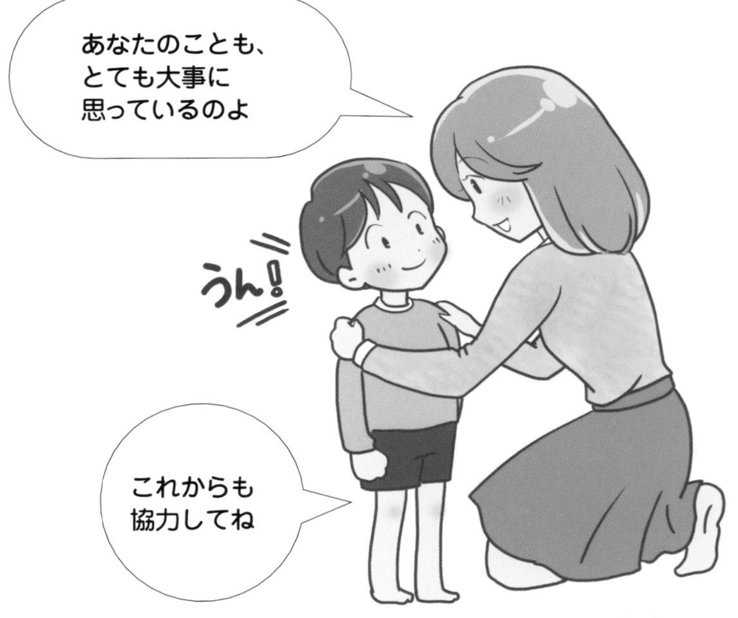

きょうだいに協力者になってもらう

親としてはADHDの子を叱っているだけであっても、他のきょうだいにとっては、「お母さんは○○ちゃんばかりをかまっている」と思ってしまいます。「あなたも大切に思っている」としっかり伝えて、きょうだいとの個別の時間もとるようにします。ですから「がまんしてね」「しょうがないのよ」ではなく、「○○ちゃんはこういうことが苦手」と説明し、そのうえで、「○○ちゃんのことは一緒に協力してね」と、共同作業者のような感じで協力を求めましょう。

きょうだい同士を比べない

ADHDの子とつき合うのはきょうだいにとってシビアです。ADHDの子は手がかかるのでお母さんをとられてしまうし、大切にしているおもちゃを勝手に使われて壊されることも繰り返されます。親がそのつらさを理解して、そっと気を配ってやる必要があります。

また、「○○ちゃん（きょうだいの名前）に比べてダメね」と、ADHDの子と他のきょうだいを比べた発言を親がするのは、きょうだいが不仲になるだけなのでやめましょう。

学校の先生への協力の求め方

小学校で心配になったら

まず担任の先生に相談を

小学校３～4年生になって、ADHDかもしれないと思ったときは、まずは担任の先生に相談します。必要があればスクールカウンセラーや特別支援コーディネーターの先生（先生同士の連携の窓口になったり、保護者や専門機関などとの連携の窓口となって、人と人をつなぐ役割をする）に相談します。子どもの様子をよく観察し、必要があれば特別支援教室の利用を進められることもあるでしょう。週1～2日、小グループでのソーシャルスキルトレーニングや個別指導を受けることも有効です。

もしもし、今度入学する子どものことでご相談したいのですが…

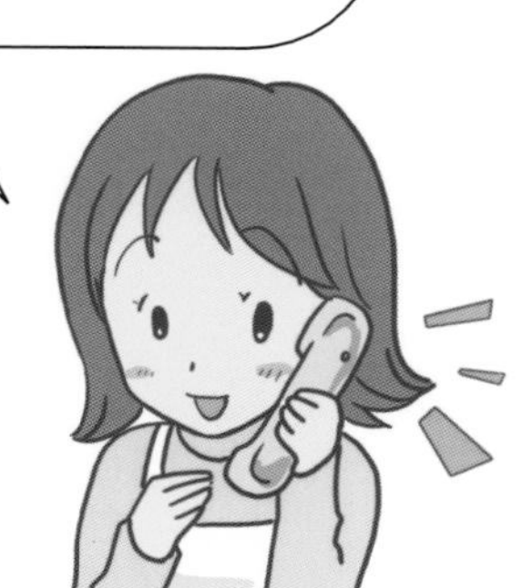

小学校入学前に心配なら

小学校入学前に相談しよう

幼稚園や保育園の先生から、小学校入学を前にいろいろ心配されている場合や、すでに医療機関で発達障害の診断を受けている場合には、就学相談を受けることも有効です。

年長の6～7月ごろから受付が始まり、知能検査や、園での観察や集団行動観察などを行い、特別支援学校、特別支援学級、通常学級の中で、どの小学校に入学するのが適切かの判断をしてもらえます。

また、幼稚園や保育園で問題になるほどではないけれど、心配があるときには、入学前の3月半ばくらいまでに小学校へ相談に行くこともできます。

校長先生か教頭先生と話ができ、その小学校ではどんなサポートシステムがあるのかを説明してもらえます。

中学・高校で心配になったら

「怠けている」のではないことを伝え、サポートしてもらう

学業不振の場合、学校のサポートがないと改善は難しいかもしれません。面談で「提出物を出さない」と言われたら、「小さいときから頑張っている」ことを伝え、さらに学校ではどんなサポートをしてもらえるのか、聞いてみましょう。ADHDに理解のない先生もいるので、まず発達障害に理解のある先生やスクールカウンセラーにADHDと伝え、学校でのサポートの方法を考えてもらうのもいいでしょう。

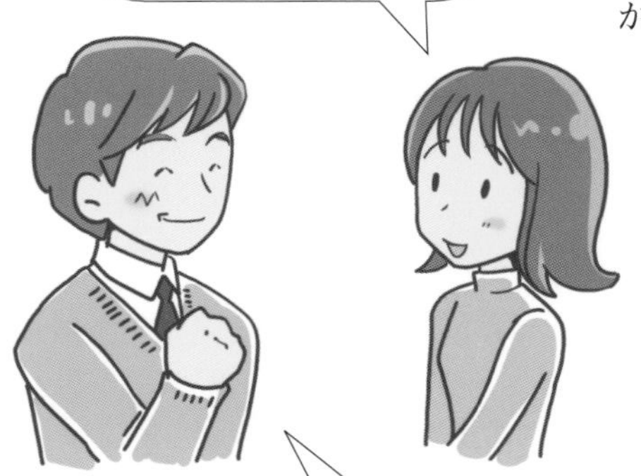

ママ友への協力の求め方

いろいろ相談しているんですけど…。また何かあったら教えてくださいね。よろしくお願いします
またお宅のお子さん、けんかしていたわよ

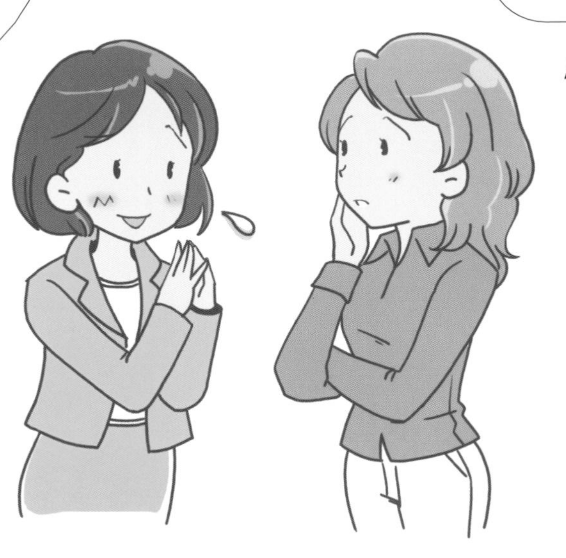

周りの協力がないと、子どもの様子はわからない。「私もいろいろ頑張っているので助けてね」と、多くのママたちと笑顔で接して、助けてもらおう。

ママ友とは、ゆっくり親しくなる

子育ての大変さを話せるママ友がいると心強いし、周りに助けてもらわないと子どもの様子がわからないので、親しいママ友をつくっておくことは必要です。でも、誰がじっくり相談できるような信頼できる人なのかを見抜くのは難しいものです。具体的な相談は専門家にするほうがよいでしょう。ママ友とは性急に親しくならず、ゆっくり親しくなるのが大事です。

すべてを話す必要はない

あまり親しくないけれど、とても心配してくれるので、つい「ADHDという診断名がついて、こんなこともできなくって……」などとすべてを話す必要はありません。親しくない人には、診断名まで話す必要はなく、「相談に行ったら、こういうことが苦手だけど、こういうふうにしたらいいらしくて」という程度の説明をすればいいと思います。

子どもが問題を起こしたら、知らん顔はしない

ADHDのジャイアン型の子どもは、友だちとのトラブルが多いもの。子どもがトラブルを起こしたときに、知らん顔をしているのがママ友にはいちばん反感をもたれます。子どもの行動には気づいていることを表明して、「相談しているんだけれど、何かあったときは教えて」と言っておきます。

4

生徒がいじめ、不登校に陥る前に、ぜひしてほしいこと

学校の先生ができること

ADHDを理解して対応してくれる先生と出会えたら、
それまで「困った子」と見られていた子どもも、
のびのびと力をつけていくことができます。
周囲の先生とも協力して、見守ってあげてください。

ADHDの子は「努力」や「やる気」がないのではない

これだけは押さえておきたい ADHDのこと

ADHDというレンズを通して見ると、「困った子」「問題児」とされてきた子が、なぜそのような行動をするのかがわかってきます。

ADHDを理解

怠けている

やる気がない

目には見えない障害がある

ADHDが他のハンディキャップと異なるのは、目には見えない障害だということです。ADHDのない子となんら変わりなく見えるのに、学習態度や生活習慣に問題があり、何度注意しても効果がありません。「どうしてこの子は、ふつうにできないのか?」と考え、「わがままなのか?」と子どもの性格に疑問を抱いたり、しつけが行き届いていないためだと家庭のあり方に問題があるのではと思ったりするのは自然なことです。

ところが現実には、彼らはADHDのない子と大きく異なる部分があります。ADHDのない子があることをするのに、1の努力を必要とするなら、彼らは2倍、3倍の努力を要します。彼らが怠けていたり、やる気がなかったり、努力していないわけではありません。

親への理解

親の育て方が悪いせいではない

ADHDの子育てで疲労困憊(こんぱい)の親

先生は、親の育て方が悪くて、子どもがADHDになったのではないことを、常に認識していなければなりません。ADHDの子どものお母さんは、怒りっぽかったり、人を責めたり、元気がなかったりという場合もあります。

扱いが難しいADHDの子どもと長く接している間に、そうなってしまったのかもしれません。子どもとよく似た特徴をもつ父親との対応に疲れているのかもしれません。先生が親の理解者となったら、親にとって何よりの励ましになります。父母とのコミュニケーションがうまくいかないときは、早めにスクールカウンセラーなどに相談して、一緒に考えていくのがいいでしょう。

愛着障害にも注意

しかし、なかには家庭環境に問題がある

二次障害を防ぐ。感情的にならないで！

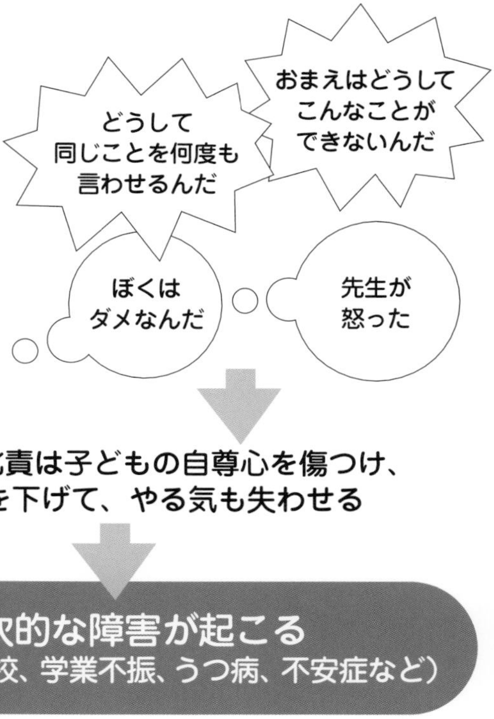

どうして
同じことを何度も
言わせるんだ

おまえはどうして
こんなことが
できないんだ

ぼくは
ダメなんだ

先生が
怒った

↓

たび重なる叱責は子どもの自尊心を傷つけ、
自己評価を下げて、やる気も失わせる

↓

二次的な障害が起こる
（いじめ、不登校、学業不振、うつ病、不安症など）

場合もあります。母子家庭で困窮している家庭や、家庭内暴力などがある家庭もあり、学校としてサポートが必要な事例もあります。関係機関と連携して慎重に動く必要があります。

こうした家庭で育った子どもは**愛着障害**を起こしている場合もあります。また、親自身が発達障害がある場合もあります。十分に親の愛情を受けて育ってこなかった親もいます。そうした場合、不適切な養育が代をまたいで継続することもあります。そのような背景にも気を配り、子どものサポートをしたいものです。

人格を否定する言葉は使わない

ＡＤＨＤの子に注意するとき、教師はどなったり、感情的になったり、逆に突き放して見捨てたような口調にならず、注意すべきことをわかりやすく静かに伝えます。注意すべきは子どもの行為であって人格ではありません。

感情的に叱ったりするのは、ＡＤＨＤの二次障害につながります。

また、ジャイアン型の子は問題行動が目立つので把握しやすいのですが、のび太型の子は目立たないので、その子が困っていることが見のがされがち。ぜひ目を向けてあげてください。

特別支援教育について

平成19年度から、特別支援教育が実施されるようになり、それぞれの子どもが必要としている教育上の支援をしていくことが法的にも定められました。特別支援教室の利用、取り出し授業（その子に合わせた内容の教材を、時間内にこなせるだけの量を準備して行う授業)。また、自治体によってはタブレットで撮影する、パソコンでのレポートの提出、読字障害の子どもが読みやすくするためのカラーシートや拡大教科書の利用も行われています。集中が困難な子どもには座席の配慮なども行われます。

さらに平成28年には「障害を理由とする差別の解消の推進に関する法律」が施行され、発達障害の子どもへの合理的配慮が推進されています。

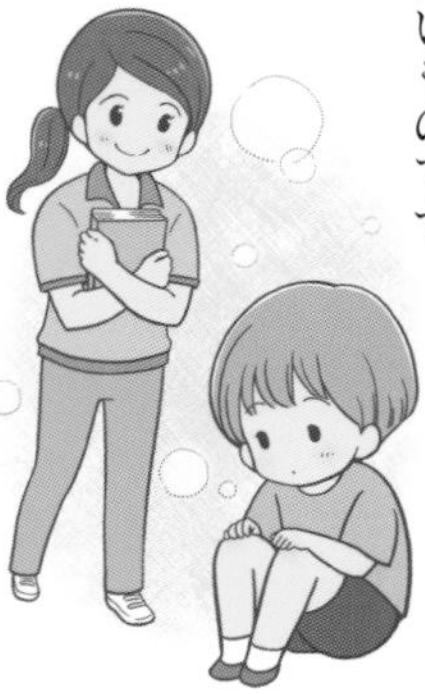

合理的配慮によって、学校での様子によい変化がある！

ADHDの生徒とうまくつき合うための対策を立てよう

ADHDの生徒の様子を観察して気を配り、家族と連携をとりながら、臨機応変に作戦を考えていきましょう。

問題行動の予防と学習上の配慮をしよう

生徒の問題行動は「①授業全体への妨害行為」と「②妨害にならない行為」に区別して対処しましょう。①は1人の子どもが起こすというよりは、複数の子どもがいるために起きてくることが多いのです。ルールを明確にし、トラブルの起こりやすい子ども同士は離してすわらせます。②に関しては、「宿題提出」など、その子の今週の目標を決め、子どもの負担にならない分量にし、さりげなく注意を与えながら静かに見守ります。

生徒の問題行動は、2つに分けて考えて対処

1 授業全体への妨害行為
授業中にものを投げる、だしぬけに冗談などを大声で言うなどの行為

2 妨害にならない行為
気が散りやすい、絶えず動いている、なかなか課題を始められないなどの症状

子どもたちは先生を見ている！

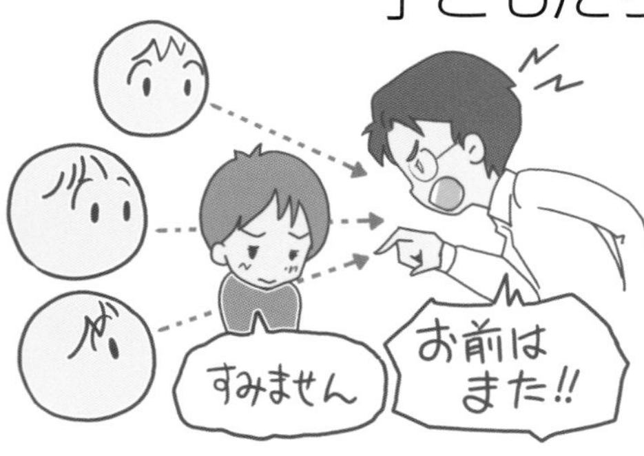

先生が、その子どもの様子に対して否定的な態度を示せば、クラスの他の子どももそれに同調します。子どもたちは先生の態度をよく観察していることを、教師は忘れないように。

また、ADHDの子どもは「教師に敏感」なことで知られています。担任しだいでその1年が素晴らしい1年にもなるし、破滅的な1年にもなるのです。

ADHDの生徒の親への協力の求め方

○子どもが困っている
×私（教師）が困っている

親がADHDの対応に取り組んでいないようなら、「もっと力があるのに、集中できないので習得できないままになっている」「友だちの遊びについていけなくてさびしい思いをしている」など、「子どもが困っている」という表現で、切り出します。

ADHDと言わず、「発達に偏りがある」「いい子なんですけれど、ちょっと行動に幼いところがある」と言って、「こんな本もあるので、ちょっと読んでみると、お子さんへの対応がわかるかもしれません」とADHDの本を紹介し、ADHDを理解してもらい、少しずつ教師と親の協力態勢をつくっていけるといいでしょう。

対策1

ADHDのある子にフレンドリーな教室にする

勉強に取り組みやすい、やさしい教室をつくろう

教室に入れば、そこはあなたがつくった、ADHDの子どもへの配慮に満ち、すべての子どもにとってもやさしい世界。そこでは子どもたちが心地よく勉強し、失敗を恐れず、自分の力を試し、心を育てていける——そんな王国をつくってみてはどうでしょう！

ADHDの子どもが勉強に取り組みやすい教室は、他の子どもにも勉強しやすい教室なのです。

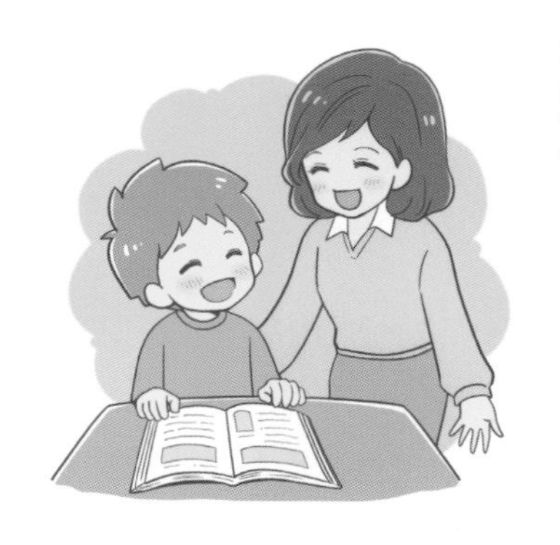

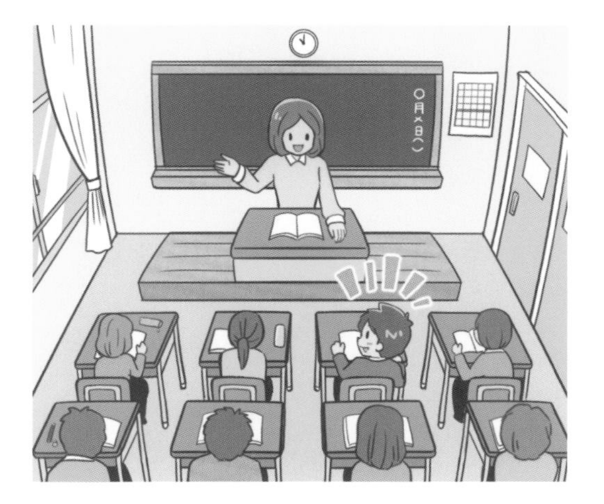

作戦①

いちばん前の真ん中あたりが、配慮しやすい場所

机は教室の前の教師に近い場所がいい（しかも窓からは離す）。教師からは子どもの様子も見やすく、子どもは他の子どもが視界に入らず、雑音も少ないので、気が散りにくく集中しやすい。先生の声も聞き取りやすい。

周りにはお手本になるような生徒をすわらせるのがいい。気にかかる子を何人も、前列に隣同士に並べてすわらせると、互いに刺激を与え合って、かえって混乱してしまう。

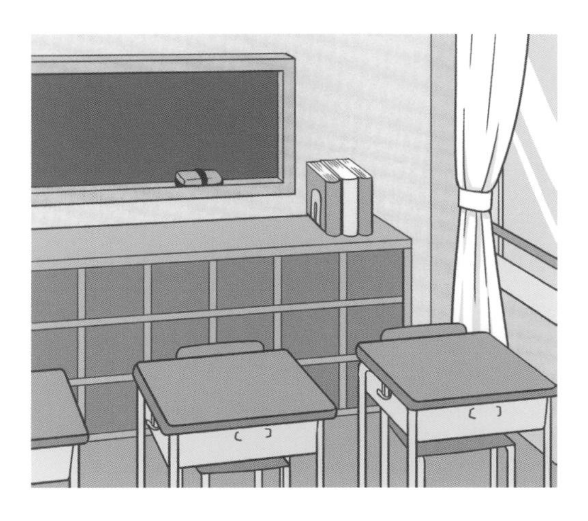

作戦②

教室のインテリアをシンプルにして刺激を減らす

ADHDの子どもは刺激によって、集中をさまたげられやすい。教室の壁の掲示物はなるべく減らしてスッキリさせよう。作品の展示は廊下に。

わずかな物音でも気が散るので、教室では動物を飼わないほうがよく、エアコンなどの音がうるさかったり、いすがガタガタいう場合はすぐに修理してもらうように。破れたカーテンや切れかかった蛍光灯なども早めにとりかえて。

対策2

集中力を維持させるために

指示は1つずつ簡潔に

1つずつ
簡潔に順番に
言われれば
わかりやすい

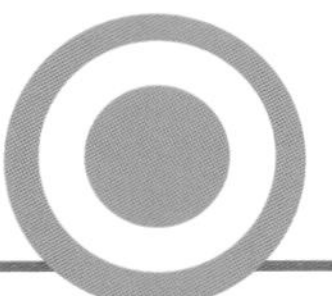

①プリントに名前を書く
②図に色を塗る
③教科書○○ページの数字を
四角の空欄に書き入れる

いっぺんに
言われると、混乱！
何をしていいか
わからない

✕

プリントに名前を書いたら、
図に色を塗って、
教科書○○ページの数字を
四角の空欄に書き入れる

指示はいっぺんにたくさん出さず、なるべく1つずつ簡潔に短く出します。口で言うだけでなく、図を描いたり、実際にやってみせたり、いろいろな方法を使い説明します。「当たり前のこと」でも、実はわからずにいる子どももいますから、「何をやるのかがわかっているかどうか」、常に確認するようにしましょう。小学校高学年の先生は、話し方が速く聞き取りにくくなり、黒板の字も雑になる傾向があります。学年にかかわらず、はっきりした発音で、ゆっくり話すように心がけたいものです。

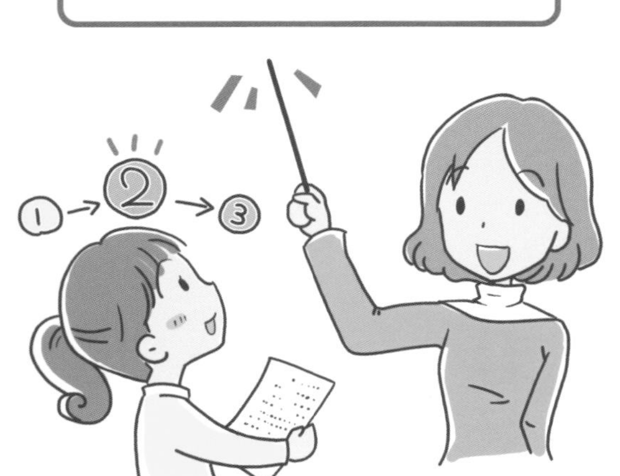

1．課題をやっている途中のチェックは頻繁に

うまくできているか、頻繁にチェックしましょう。ADHDの子どもはきちんと指示を読まずに、勝手に解釈して自己流にやってしまうことも多いものです。また、のび太型の子は、指示が理解できず、何をすればいいのかわからなくて、なかなか作業を始められずにいることもあります。特に新しいことをするときは緊張して、理解しようという気持ちそのものを失っていることもあります。必要な用具を忘れ、それを言い出せずにいることもあるので、こまめにチェックしてあげましょう。

2．注意の仕方を工夫する アイコンタクト ＋体にふれるのも大事

あらかじめその子と先生だけにわかる合図をつくっておき、子どもがそわそわしてやるべきことをやっていないときに、さりげなくそっと合図を送り、子どもが注意を受ける回数を減らします。このやり方は、先生と秘密のゲームをやっているような感覚が楽しめ、子どもは教師との一体感と信頼感を感じます。また、さわられることに敏感な子でなければ、肩などにそっと手を置いたり、アイコンタクト（視線を合わせる）を頻繁にとって、注意がそれないようにします。

対策3 記憶力の弱さに対して

1. 朝に「今日の予定」を確認する

今日の予定は…

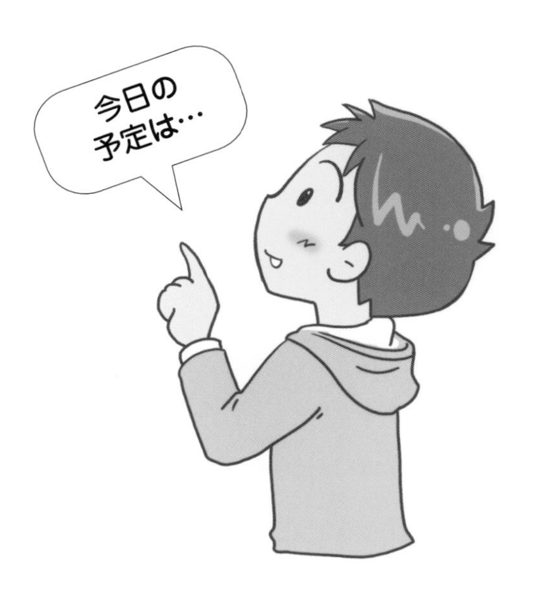

今日の予定

●2時間目は合同体育
1時間目が終わったら着替えて、校庭に集合

●午前授業
給食のあとにそうじ。
帰りの会が終わったら下校

1日の流れを確認するために、朝その日のおおまかなスケジュールを確認します。このとき、黒板にスケジュールが書いてあるとわかりやすいでしょう。ADHDの子は同じことを同じ時間に同じ場所でするとうまくでき、リズムが乱れると集中できないことがあるので、おおまかな日課は変えないようにします。

2. 1日の終わりに、連絡事項や忘れ物をチェック

れんらく
連絡帳を書きました
給食袋を持って帰ります

帰る前にすることはなんだっけ？
そうだね

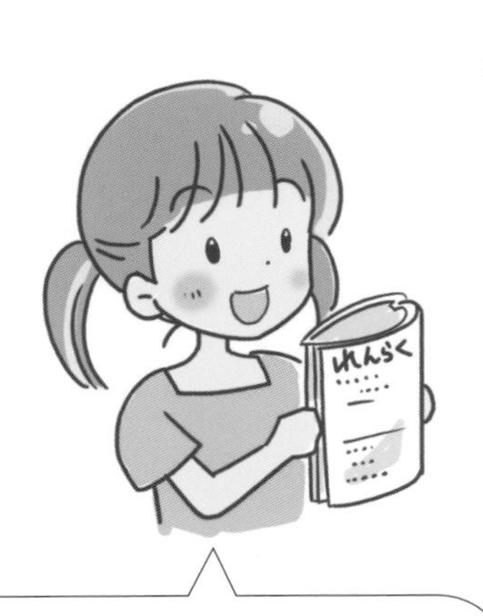

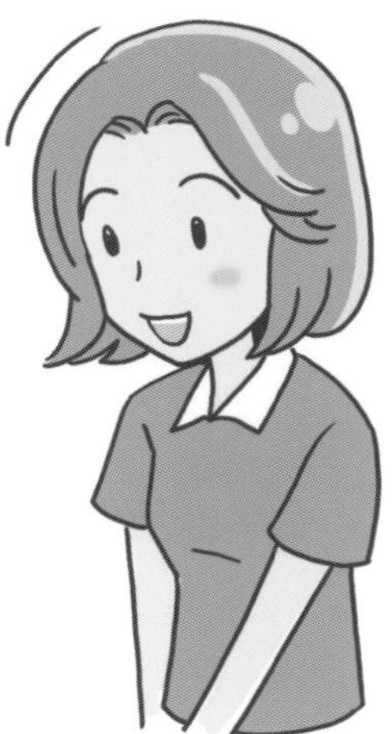

この作業は毎日行うことなので手間がかかりますが、ADHDの子どもは先生の援助なしでは毎日の目標がなかなか定着しません。中学生や高校生でも声かけが必要な子がたくさんいます。根気よく声をかけ続けてください。

3. クラスの決まりは簡単で明確にし、一貫性をもって適用しよう

ルールはわかりやすくし目の高さに貼る

なるべく日課は変えない

もし変更する場合には、前もって複数回予告する

ルールに従えない子どものために、クラスの決まりはできるだけ数少なくシンプルにつくります。他の子にはできていてもその子にはできていないことも、「何度言えばわかるんだ！」と叱ることなく、冷静に何度も指導してください。

4. わかりやすく話そう

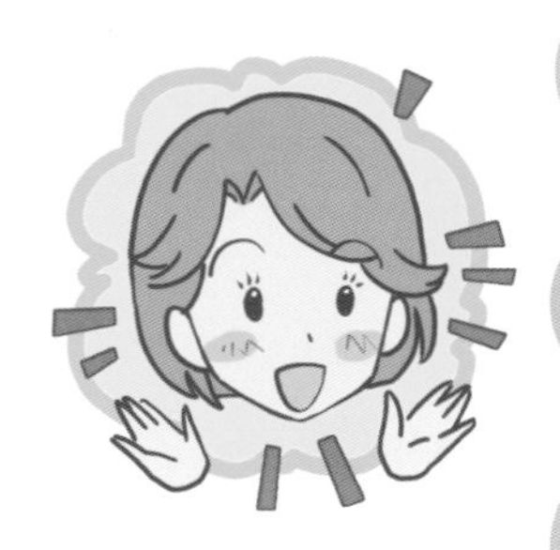

話す速度はゆっくり

明確な発音で

表現豊かにエンターテイナーになって

聞こえてはいても、聞いたことを理解するのに時間がかかる子がいます。ゆっくり、はっきりと、できれば口頭の指示と、書いた指示（板書やプリント類）の両方で伝えましょう。興味のもてる授業の進行を工夫してください。

5. リマインダー（思い出すきっかけとなるもの）を活用

ADHDの子どもは、ほんとうに忘れやすいものです。指示を聞いて「わかった」と思っても、後ろの席の子に声をかけられたとたん、立ち上がったとたん、チャイムが鳴ったとたん、すっかり忘れてしまったりするものなのです（大人でさえも）。「さっき言ったでしょ!!」の連続です。

対策は「目に見える情報」にすること。ADHDの子どもは耳からの情報を記憶に定着しにくいのです。

そのためには、「そうだった！」と思い出させるためのもの、リマインダーが必要です。

一番のリマインダーは紙を貼ること。家に持って帰るものを忘れる子には、目立つ色の紙などに「忘れ物はないかな？」と書き、教室のドアの子どもの目の高さに合わせて貼ります。連絡帳を書く時間には、「連絡帳を書く」と書いたカードを、書き忘れしやすい子どもの机にさりげなく置いてあげます。

テストのときに名前を書くのを忘れる子には、テスト用紙の名前の下に横長の付箋を貼っておきます。またノートを飛ばして書いてしまう子も、授業が終わったときに、ノートに付箋を貼っておけば、ページを飛ばさずにノートを使うことができます。

リマインダーはしばらくすると、壁紙と同じになってしまい、効果が薄れるかもしれません。そのときは紙の色を変えたり字体を変えたりして工夫すると、よみがえるでしょう。

また、リマインダーを自分でつくれるようになることも大切です。どんなリマインダーをつくると役立つか話し合ってみるとよいでしょう。

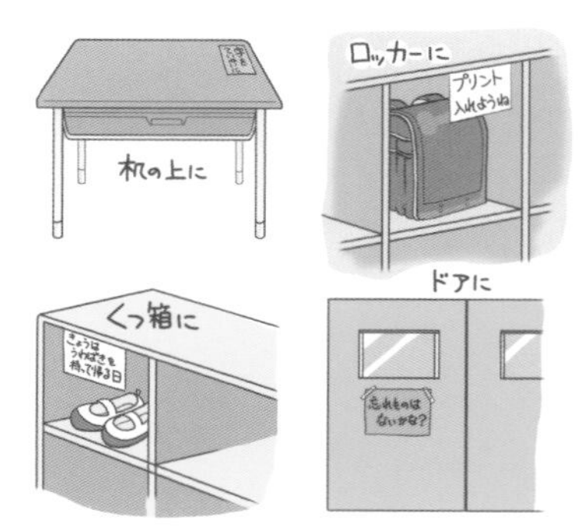

対策4

やる気を引き出す、持続させる

●ほめる、ほめる、ほめる

ADHDの子どもは自分についての否定的な気持ちに打ち勝つため、またやる気をもち続けるために、頻繁にほめられることを必要としています。勉強以外でも、その子の得意な分野を見つけ、ほめます。注意ばかり受けてきた子どもたちも、自己嫌悪から抜け出し自尊心をもてるようになれば、全般的な成長への大きな原動力となります。彼らは「ちょっとほめると調子に乗る」タイプですが、それでも言葉を惜しまず、どんどんほめてください。

●ポイント制にする

簡単な目標を決めて、それができればシールを貼るなどのポイント制が有効な子もいます。目標とするものは、その子が少しの頑張りで達成できるもので、短い時間にでき、ただちに評価できるものがいいでしょう。

左図のように目標を書いてポイントをつけます。勝手に発言してしまう子どもの場合、「手を上げて、あてられるのを待つ」ができれば○、手を上げたけれど、待てずに発言したときは△と記入します。○は2ポイント、△は1ポイントと決めておいて、こまめにポイントをあげます。「今日の獲得ポイントは○ポイントです」と連絡帳に書き、家でのポイント（54ページ参照）に加算します。目標のポイント数に達したらごほうびをあげてもらいます。学校と家庭とで連携をもつわけです。

やったな！
いいぞ その調子！
そのペースで 続けよう
頑張ってるな！
やる気
やる気
やる気
やる気

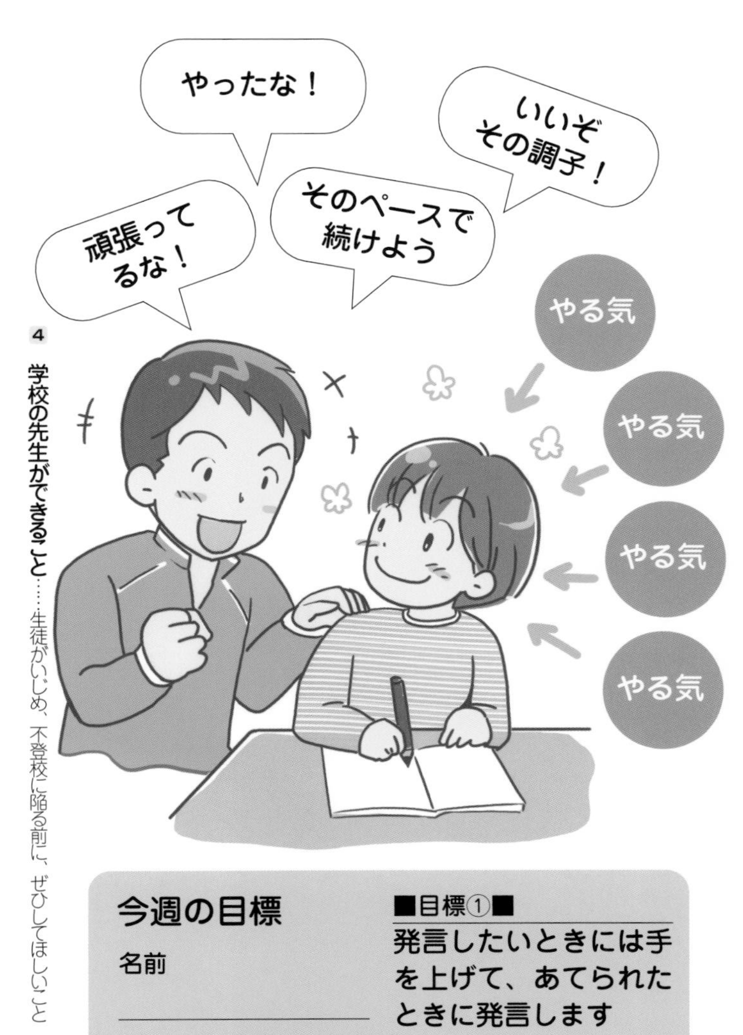

今週の目標

名前 ＿＿＿＿＿＿＿＿

■目標①■
発言したいときには手を上げて、あてられたときに発言します

話したいときは手を上げよう

○	○	△	○										

■目標②■
連絡帳を書く　書けたら5ポイント

月曜日	火曜日	水曜日	木曜日	金曜日

対策5 落ち着きのなさへの対応策

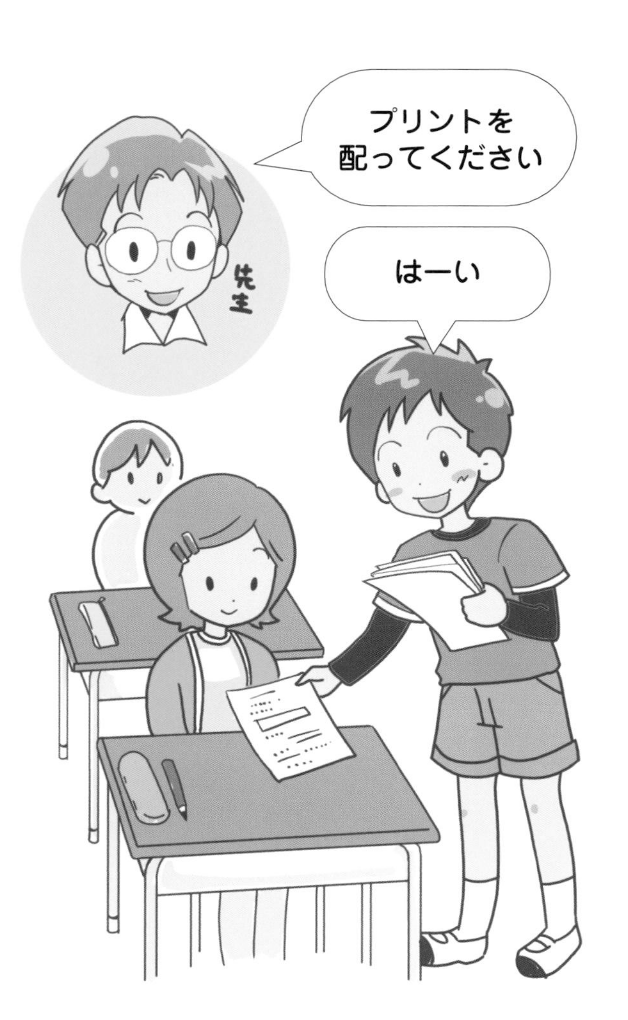

授業中も体を動かすことができるように工夫する

ADHDで多動性のある子どもは動かずにはいられません。ADHDの子どもはじっとしていることが、われわれ大人が思うよりずっと苦手です。できれば、体を使った活動をうまく取り入れます。プリントを配らせる、職員室へ行く用事を頼む、教室の前や後ろにワークステーションをつくり、そこで作業をしてもいいことにする、黒板で問題を解くなどの課題を用いる、あるいは授業の途中にストレッチをするなどで体を動かせる時間をつくる、などの工夫をしてみてください。

●なるべくたくさん声をかける

ちゃんとやっているときに、「そうだよ、その調子」「わかってきたね」「うまいよ」などという言葉をかけてあげましょう。「なかなかいい字が書けているね」「頑張って計算しているね。よくできているよ」などと、具体的な事柄でポジティブに声をかけるのがいいでしょう。「きのうはすごく頑張ったね」とほめるのはいいですが、「だけど今日はやらないね……」などと、ほめ言葉に否定的な言葉をつけ加えないように。

●先の見通しをもたせる

「苦手な漢字の練習が終わったら、好きな本を読んでもいい」というように、努力の必要な課題のあとには楽しみが待っていることを示すとやる気が出ます。

「算数の問題に取り組んで頑張れたら、休み時間にはみんなでドッジボールができる」といった見通しをつけてあげるのです。

楽しみが来週とか来月などというのは、ADHDの子どもにとっては遠すぎて実感がわきません。次の休み時間とか、お昼休みとか、できるだけ近くに楽しみを設定してあげましょう。

対策6

スムーズに学習するために

整理整頓のやり方を教える

ADHDではない子どもなら2年生までにできていることも、ADHDの子では4年生になってもまだできないこともある。しかし繰り返し教え続けていればだんだんできてくる。「きちんと片づけなさい」という指示ではうまくできないので、どのように整理するのかを具体的に教えてあげよう。

大きな課題を小分けにする

問題がたくさんあると、やる気がなくなり、見ただけで「できない」となってしまう。課題を小分けにしたり、簡単なものにしたりすることで、子どもが取り組みやすくなる。紙1枚にびっしり計算問題を出すより、3つに分けて拡大コピーをして1枚ずつ出してあげよう。たくさんの手順がある学級新聞作りでも、手順をわかりやすく示せば、楽しく取り組むことができる。

作文を書くのが苦手なのであらかじめ家庭で準備

学校に急に作文の課題が出されると対応が難しい子どもには、あらかじめ数日前にテーマを家庭に知らせて、どんなことを書くか家で親と考えるなど、家庭で準備してきてもいいことにする。子どもがアイディアを出す手伝いを親がしたり、作文の形を整える手助けをしたりする他、自分の考えを口にできる子なら、親がそれを筆記して、あとでポイントをまとめるのもよい。このような配慮をすることで、作文への抵抗感を減らすことができる。

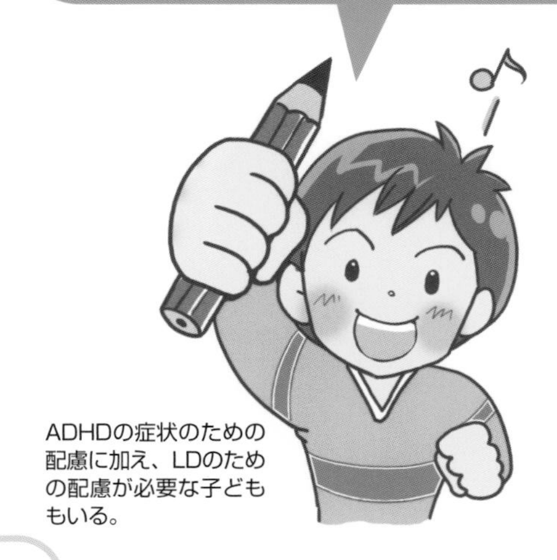

ADHDの症状のための配慮に加え、LDのための配慮が必要な子どももいる。

グループ学習はまめにチェック

ADHDの子はつつき合ったり、おしゃべりしたりで、グループ活動がうまくできないことが多い。トラブルを起こしやすい子ども同士は同じグループに入れないなどの配慮が必要。また、何をすればいいのかわからず、ふらふらしている子には、あらかじめその子がやるべきことは本人に伝えておくこと。子どもだけに任せず、うまくいっているかどうかをときどき確認することも必要。

先生からの指示や、板書をわかりやすくする

先生からの指示を理解するのが苦手な子には、口頭での指示だけではなく、紙に書いて伝えることや、書いたものを壁やノートなどに見えるように貼ることなどが必要。また、書字障害で板書が苦手な子どものためには、スマホやタブレット端末などで黒板の写真を撮り、それを印刷してノートに貼るのがおすすめ。

「宿題ができた」という喜びを

計算練習や漢字練習などは何度もやったほうがいい。しかしADHDの子に限っては、いや気がさして投げ出すより、量は少なくても「できた」という成功体験や成功の喜びを積み重ねるほうが大切。クラス全体に同じ宿題を出さず、2～3種類の宿題の中から子どもが選んでよいことにするのもいい。宿題はまめにチェックして、「いつも宿題をやらない」というパターンに陥らないようにしたい。

テストが重荷にならないように

テストには十分な時間を与え、集中できる環境をつくろう。漢字テストは、多少の「とめ」「はね」の違いには目をつぶって部分点をあげると学習意欲を高められる。テストの点数や読書した本の数などをグラフにして競争させると、下位の子は「自分はダメなんだ」とやる気を失いやすい。もしそうしたグラフを作る場合も、短期間で内容を新しく変え、「今度は頑張ろう」と思えるようにしよう。

英語で困る子どもたちに十分な配慮が必要

英語で苦労するADHDの子どもは少なくない。アルファベットがうろ覚えだったり、単語がなかなか覚えられなかったりする。文法が理解できていない場合も。基礎的な部分が身についているかどうか、他の子ども以上に、段階を踏んでしっかりチェックすることが必要。

学業不振について

知能に比べて成績が伸びない、のみ込みが悪いなどと、親が子どもの成績や学校生活に関する懸念をもっているような場合、「もっと大変な子がいますから、お宅のお子さんは心配ないですよ」などと、気休めともとれることを言うのではなく、ADHDやLDの可能性も考え、対策を考えましょう。

また、成績も大切ですが、子どもが人間として自分に自信をもち、周りの人々の間で幸福感を感じられるようになることが、人生の大きな目標であることをいつも再確認しましょう。競争心をあおることは学習効果を上げる1つの手段ですが、人と競争するためではなく、自分のために努力するのが面白い、楽しいというやり方で、やる気を起こしたいものです。

特別支援教室の利用を検討する

教育上の特別な支援を必要とする子どもたちのための特別支援教室（かつての通教）を利用することがよいケースもある。教室は、校内にある場合も、複数校に1つ設置されている場合もある。ふだんは自分の学校で勉強しながら、週2時間程度から8時間程度まで通い、個別指導や集団でのソーシャルスキルトレーニングなどを行う。

パソコンの使用を認める

字を書くのが苦手で、書くのをめんどくさがる子どもは、作文も苦手になりやすい。パソコンの使用を認めて負担を減らしてあげよう。大切なのは、言葉を使って考え、表現する能力をしっかり伸ばしてあげること。

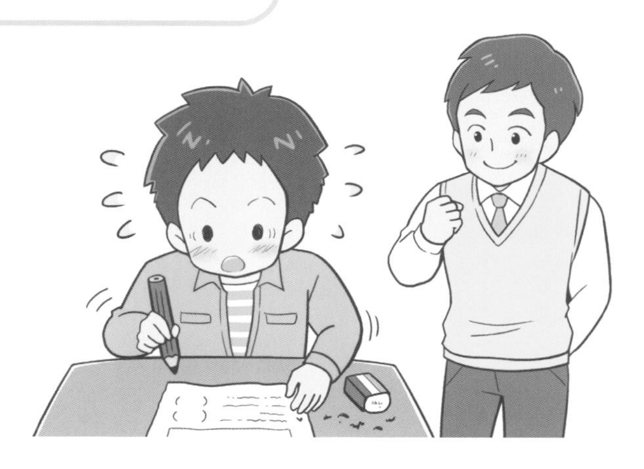

対策7

その他、気を配ってあげたいこと

子どもがトラブルを起こしたとき

ほうきでチャンバラごっこ
イタイ!!

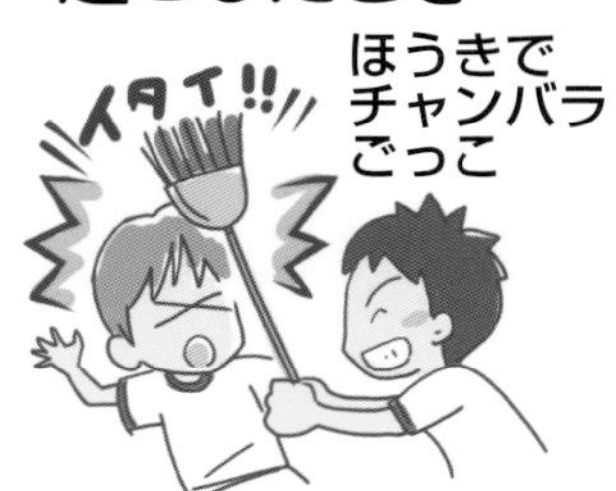

オレは悪くないぞ

Aくんのせいだ!!

◎ 別の場所で休ませる

いつもきみの味方だよ

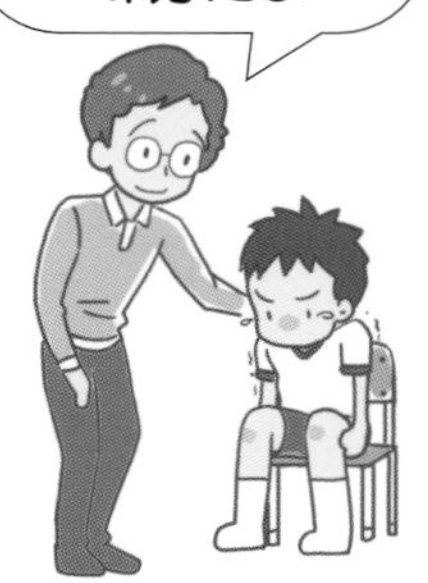

パニックになったとき、話しかけられるとよけいパニックがひどくなることも。「いつもかんしゃくを起こして授業妨害をする子」というレッテルを貼られないためにも、他の先生に来てもらい、落ち着くまでの20～30分間は別の場所で休ませる。他の子どもたちには、そっと迎え入れてやれるように指導しよう。

× 学級会で責めない

授業妨害や友だちとトラブルを起こしたとき、学級会などで、その子を囲んで反省会がもたれることがある。その子を全員が弾劾するような場合が多く、教育的効果より、子どもに与えるダメージのほうが大きいので、極力やめたいもの。

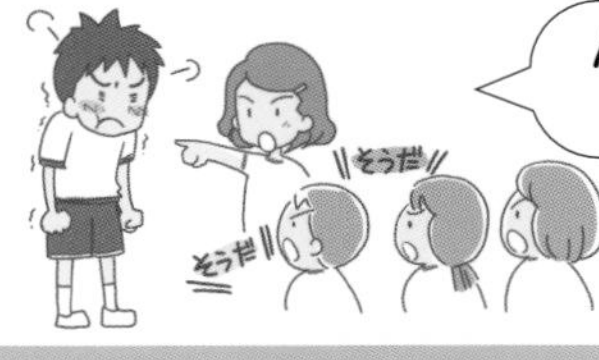

子どもの精神状態に敏感になる

子どもの精神的な強さ、問題解決の能力はそれぞれの子どもで大きく異なる。多少のことは気にせずうまく日々を過ごせる子もいれば、気持ちの切りかえがへたな子もいる。アンテナを張りめぐらせ、子どもの気持ちには敏感でいたいもの。

薬物療法について基本知識をもつ

ADHDは薬が有効なことも少なくありません。たとえば薬物療法を行っていても、子どもは薬の効果を言葉でうまく言いあらわすのが苦手です。薬物の効果を判定し、子どもに合った量を決定するためには、教師が注意深く学校での子どもの様子を観察し、父母に知らせることが不可欠。ぜひ協力してあげてください。教師も薬物の効果や副作用など薬物療法についての基本知識をもつと治療の効果も高まります。薬の効果は、時間によっても変化します。「○時ごろは集中できていた」「○時間目の国語の時間にトラブルがあった」など具体的な情報があると、薬の効果が判定しやすくなります。

不登校は早めに対応する

不登校の兆しを見せ始めた初期の段階で、素早く対応しましょう。不登校は始まってから専門機関を受診するまでの期間が短ければ短いほど、治癒の可能性が高いといわれています。長期化すればするほど、今度は学校へ行けないことによって、二次的に心理的な負荷がかかり、問題はさらに複雑化、長期化しやすくなるものです。

家庭内で不登校への対応策が見つからずに放置していることもあるので、「少し様子を見てから対応しよう」と先送りせず、サポートを得られる教育相談所や医療機関についての情報を保護者に提供することも大事です。

中学・高校の先生へ

丁寧に指導すれば、伸びる子どもたちです！

先生たちは子どもの応援団になる

「中学生になってまで（高校生になってまで）、どうしてこんなことができないのだ」と、ＡＤＨＤの子どもにあきれることがあるでしょう。でもそれは本人の責任ではありません。近視の子どもに、「なぜ見えないのか」と叱ってもしかたがないのと同じ。近視の子でも眼鏡をかければ勉強しやすいように、ＡＤＨＤの子でも学習に取り組めるように工夫すれば、力を伸ばすことができます。

まず大切なのは、３分の２の年齢と思って丁寧に接すること。たとえば中学になると、小学校とシステムが変わり、定期テストや提出物、授業態度などで評定が決まり、それが内申となり、高校受験につながることをわかりやすく説明します。どんなこともプリントを渡して「読んでおきなさい」では理解しにくいので、プリントと口頭で説明していくようにします。

親との連携が大切なのですが、学校で配布したプリントが親に渡るかどうかわからないので、電話などで連絡をとったりもします。親が無関心で親との連携が難しいなら、子どもとまめに接するようにします。

他の教科担当の先生とのチームワークも大事。ＡＤＨＤのような特徴をもった子にネガティブな反応を抱きやすい先生には、担任から子どもの特徴を説明してサポートをします。「困ったらやるだろう」と思う先生もいますが、なかなかそうはうまくいかず、困ってもやらないことを教師はわかっていなければいけません。

中学でも高校でも、先生といつでも相談できる環境をつくり、先生が子どもを励まし、サポートする応援団になってあげられるといいですね。

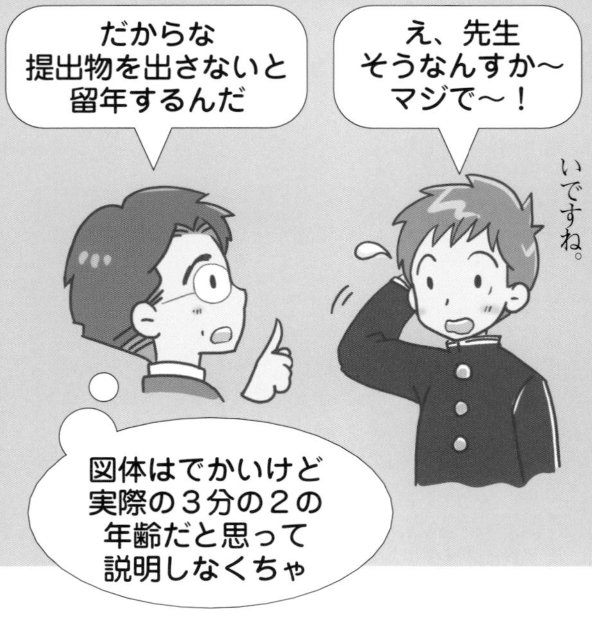

5

薬物療法を
じょうずに取り入れるために

役に立つ
薬物療法の知識

欧米では心理社会的治療とともに
薬物療法を行うことも多くあります。
薬物療法をよく理解して行うことも、
子どもの力を伸ばしていく大切なことの一つです。

薬物療法について、詳しく知ろう

薬を使ってよくなる子も多い

薬物療法を行って、自分の力を伸ばしていくＡＤＨＤの子どもは大勢います。薬物療法を正しく理解してください。

60～70%の子どもに有効

ＡＤＨＤの子どもが抱える問題を解決するには、生活環境を整えたり、その子に合った対応を工夫するなどの心理的・社会的治療が非常に重要です。しかし、それでも十分な効果が見られない場合には、薬物療法も選択肢になるかもしれません。

薬物療法は、ＡＤＨＤの子どもの60～70%に有効とされています。

ＡＤＨＤの子どもの治療には、コンサータ、ストラテラ、インチュニブ、ビバンセなどを使います。

不注意が減る

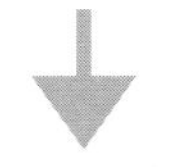

学習の取り組みがよくなる

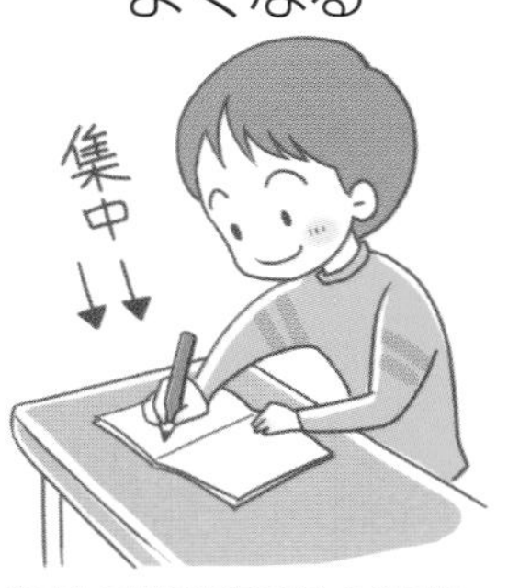

集中して勉強ができるようになる。手先の不器用さが改善し、字が丁寧に書けるようになることもある。連絡帳を書いたり、学校からのプリントを忘れずに持ち帰ったりできるようになる。

落ち着きのなさが少なくなる

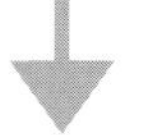

衝動性が減り、落ち着いた生活ができる

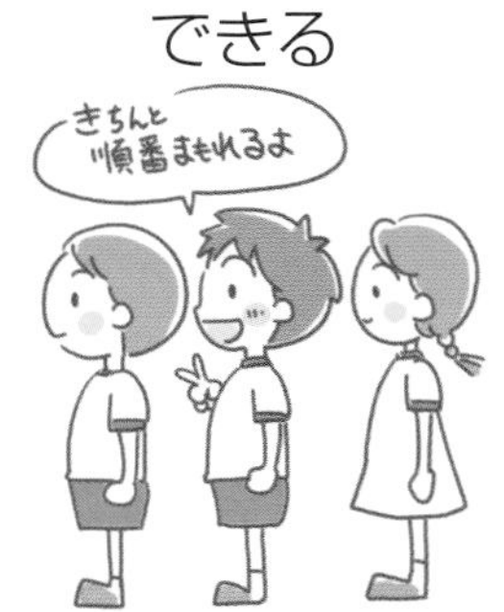

先生の質問を最後まで聞いてから手を上げて答えを言ったり、順番を待てるようになるなど、「待つ」ことができるようになる。課題の理解力も向上し、落ち着いて課題に取り組めるようになる。

衝動コントロールがしやすくなる

友だちや家族と仲よくなる

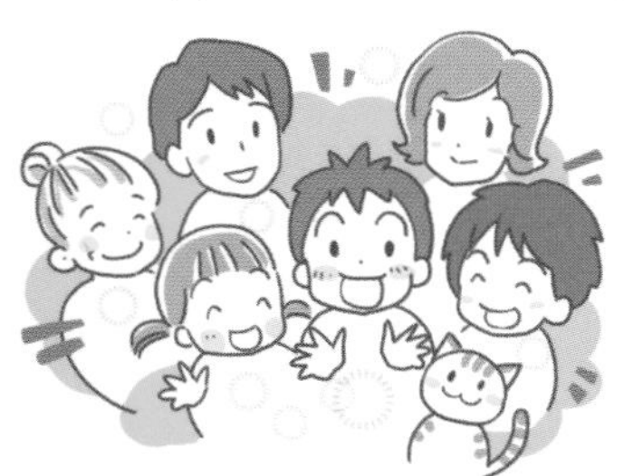

友だちとのけんかが少なくなり、腹を立てても手を出すのをがまんできるようになる。先生や親からの指示をよく理解できるようになり、反抗的な態度が減り、すなおに応じられるようになる。

不注意、多動性、衝動性を改善

コンサータ（メチルフェニデート）は、脳内神経伝達物質のドーパミンの量を増やして、多動性や衝動性を抑え、不注意を改善する薬です。朝1回の服用で約12時間効果が持続します。副作用として3～4割の子どもに食欲不振などの症状が見られます。

ストラテラ（アトモキセチン）は脳内神経伝達物質のノルアドレナリンを増やす働きがある薬です。カプセルと内用液、錠剤の3種類があり、朝食後、夕食後の2回服用します。飲み始めてから効き始めるまで2～3週間かかりますが、一日中効果が持続することと、食欲不振などの副作用が比較的少ないです。

インチュニブ（グアンファシン）は選択的α_{2A}アドレナリン受容体作動薬で、ノルアドレナリンを増やす働きがあります。1日1回服用する錠剤で、夕食後に飲むことが多い薬です。副作用として、眠けが出る、ぼうっとする、体がだるいなどの症状が出ることもあります。

ビバンセは他の薬が効果のないときに用いられます。

ＡＳＤを合併している場合には、攻撃性、かんしゃく、刺激に反応しやすいこと、自傷行為、多動性、不安、睡眠障害などの症状に、リスパダール（リスペリドン）、エビリファイ（アリピプラゾール）などの抗精神病薬を使うことがあります。

もちろん薬を使う前に、ＡＳＤに適した環境調整をすることは欠かせません。

コンサータ、ストラテラ、インチュニブは6歳以上のＡＤＨＤの子どもや大人に使う薬です。どの薬がよいかはその子の特徴にもよるので、医師とよく相談しましょう。

どの薬を試すか検討するときのポイント

ＡＤＨＤの症状が主に学校で見られる場合は、いずれの薬も効果があります。一方、家庭でも効果が欲しいときにはストラテラやインチュニブが適しています。

コンサータは、チック症状がある子どもには適さない他、食欲低下の副作用が強い場合には、他の薬にすることが望ましいとされます。

また、錠剤かカプセルか内用液かといった剤形でどれが飲みやすいかも、判断材料の一つです。

どの薬を使うかは
医師とよく
相談しましょう

管理が厳しくなったコンサータとビバンセ

2019年12月より、中枢神経刺激剤であるコンサータとビバンセ（101ページ参照）は、不適切な流通や薬物乱用を防ぐために、ADHD適正流通管理システムの管理下で流通が厳しく管理されることになりました。

投与を受ける患者は医療機関で、患者登録の同意書に記入し、イニシャル、性別、生年月日を登録します。1～2カ月後に患者カードが医療機関に送付されます。ID番号が記載された患者カードを受け取ったら、薬局で処方を受けるときに、処方箋や身分証明書とともに提示します。

ADHD治療薬の投与の方法

きめこまかく経過を観察し、医師と相談しながら、正しく服薬することが大切です。

コンサータ（メチルフェニデート）の投与の方法

コンサータは12時間程度、効果が持続する薬です。特殊な構造のカプセルに入っていて、かんだり、切ったり、つぶしたりして服薬すると適切な効果が得られません。

薬が効き始める時間を、学校の始まる時間から逆算して服薬時間を決めますが、このとき「午前7時」など決まった時間に服薬し、1日の様子をよく観察するようにします。

はじめてコンサータを服薬する場合は18㎎から始めます。学校と家庭の両方で効果を観察しながら、医師の指示に従って増量します。十分な効果が得られていれば、その量を維持量と決めて服薬を続けます。

よく見られる副作用としては、食欲の低下（特に昼食時）があります。食欲低下は服薬を始めてしばらくの間がいちばん強く見られるようですが、徐々に改善します。給食があまり食べられなくても、夕食がしっかり食べられるようなら、様子を見てもいいでしょう。また、寝つきが悪くなることがあるので、就寝時間が遅くなるようなら、服薬する時間を早めにして調整します。他の副作用として、まばたきが増える、くちびるをなめるなどのチックが出現することもあります。

どの薬がよいかはその子の特徴にもよります

インチュニブ（グアンファシン）の投与の方法

インチュニブは1日1回服用します。夕食後がよいでしょう。錠剤なので、コンサータのようなカプセルよりも飲みやすいかもしれません。効果は飲み始めて1～2週間であらわれてきます。

副作用としてはふらつきやめまい、頭痛や立ちくらみ、徐脈などが見られることがあります。眠けや体のだるさ、ぼうっとすると訴えることがあるかもしれません。失神があらわれた場合には主治医にすぐ相談しましょう。脱水にならないように注意する必要があります。

もともとは血圧を下げる薬です。

ストラテラ（アトモキセチン）の投与の方法

ストラテラにはカプセル、内用液と錠剤があります。カプセルが飲めない子どもには、内用液が便利です。またこまかく用量を調整できるところもいい点です。少し濃い味なので、イチゴミルクやミルクなどに混ぜて飲むのが飲みやすいようです。

飲む時間は朝食後と夕食後の2回です。時間を決めておいたほうが忘れにくいでしょう。少量から始め、1日量として、体重当たり1・2〜1・8㎎までの維持量まで増やしていきます。はじめはあまり変化を感じないかもしれませんが、2週間目あたりから効果を感じ始めます。

ストラテラは1日を通じて効果を得られます。睡眠の質がよくなり、ぐっすり眠れて寝起きがいいという効果があることもあります。

副作用としては軽い食欲不振、むかつき、腹痛や下痢、眠けが見られることもあります。

ビバンセ（リスデキサンフェタミン）の投与の方法

コンサータと同様に中枢神経刺激剤と呼ばれるタイプの薬です。

２０２０年７月時点では６歳以上から18歳の子どものみに処方できます。

1日1回、朝服用します。効果は12時間程度持続します。

コンサータと同様にＡＤＨＤ適正流通管理システムで管理される薬で、患者登録が必要です。毎回処方時に薬局で、処方箋とともに患者カード、身分証明書を提示する必要があります。

現時点では、他のＡＤＨＤ治療薬では効果が不十分なときに用いられます。欧米では第一選択薬として用いられています。

副作用として食欲不振、不眠、頭痛、悪心などが見られます。

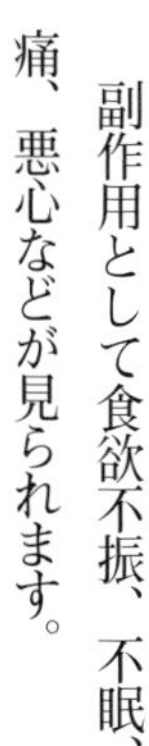

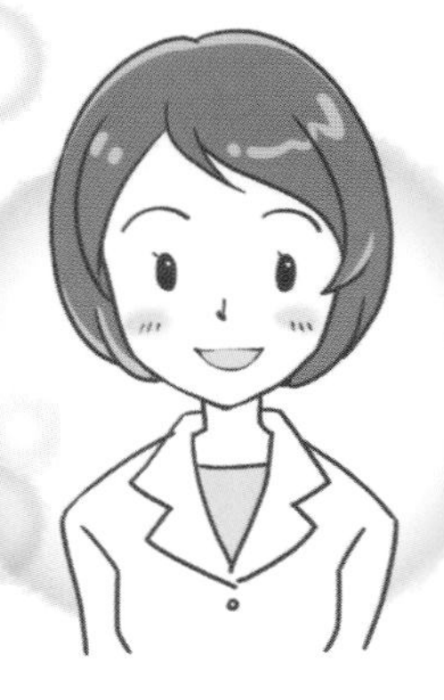

休薬期間について

６カ月に一度ほど、医師と相談し休薬期間を設けます。１週間薬を飲まなくても大きな変化がなく、学校生活をうまく過ごせているようであれば、薬の服用をやめてもいいでしょう。薬を飲まなくなったら、「集中力が低下した、多動性が高くなった、衝動的になった」と元の状態に戻ってしまうようなら、もうしばらく服用する必要があります。効果の判定の休薬期間とは別に、年に１～２回、長期休暇などには、休薬期間を設けるとよいでしょう。

薬の効果判定の表　薬物療法を始めたら、ノートに変化を記録する

	1時間目	2時間目	3時間目	4時間目	給食	5時間目	6時間目
科目	算	国	理	音		図	図
授業の準備	3	4	3	2	2	3	3
先生の話を聞く	3	4	3	2	／	2	2
課題への取り組み	2	3	3	1	2	3	2
気づいたこと 食欲の有無や、頭痛／腹痛があればそれも	休み時間に仲よくドッジボールに参加しました。 給食は少し残しました。						

1.頑張ろう　2.もう少し　3.ふつう　4.よい　5.とてもよい

家庭ではノートを1冊用意して、毎日の服薬量、服薬時間と効果や副作用、就寝時間などを記録します。あるでき事が薬による変化なのかどうかわからないときにも、わずかな変化でもいいので気づいたことを記録します。

学校で効果があるかどうか見るために、上記のような記録表を作り、担任の先生に記録してもらいます。先生方に協力をお願いしましょう。薬の効果は時間によって異なる場合があるので、「1時間目は〜」「2時間目は〜」というように様子を見てもらうといいでしょう。

はじめは全く効果がないかもしれません。あるいはわずかな変化だけかもしれません。しかしそうした情報が薬の量を調整するのに役立ちます。このような記録を、医師との面談に持参して、効果の判定に役立ててもらいましょう。

子どもに合った量になったとき、はっきりと効果があらわれる場合もあります。子どもによって必要量は違います。こまかく観察していきましょう。

薬をじょうずに
使えば、
人生を明るく
前向きに
過ごすことも
できるのね

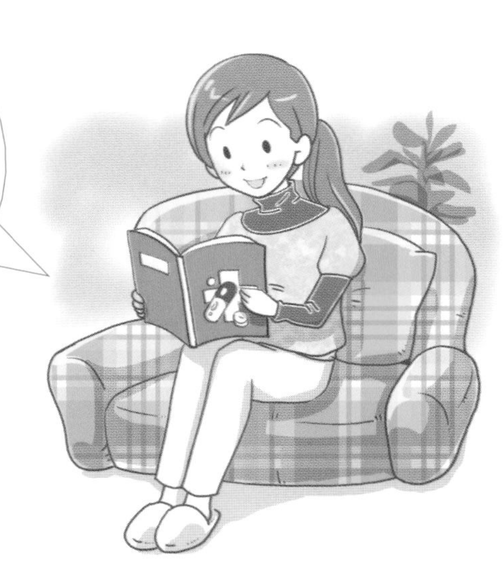

6

ADHDをコントロールしている
5人の子どもたち

ADHD
治療実例集

これまで見てきたように、
ADHDの子どもは周りが適切な対応をすれば
症状は目立たなくなります。
周りの対応や薬物療法によって、
ADHDをコントロールしている子どもたちの症例です。

●小学校3年生のアヤちゃんの場合

ぼんやりしていていじめの対象に。薬物療法で明るく元気に

いつもぼんやりしていて集中力がないアヤちゃんは、小学校に入学して、しだいに勉強の遅れが目立ち、友だちからも仲間はずれにされて、つらい状況になってしまい…。

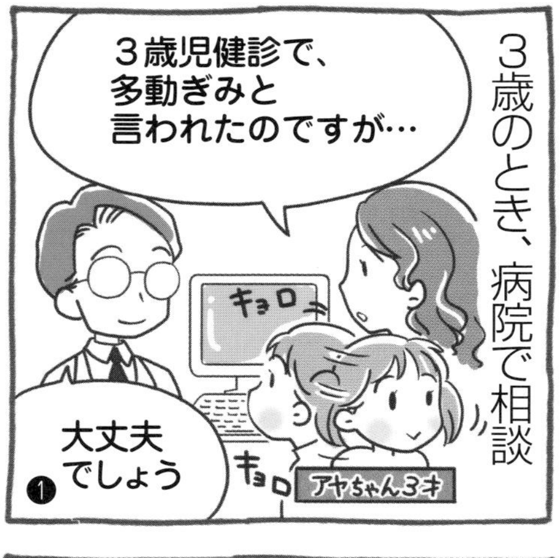

3歳のとき、病院で相談
３歳児健診で、
多動ぎみと
言われたのですが…
キョロキョロ
キョロ
アヤちゃん３才
大丈夫
でしょう
❶

小学校に入学して
授業中
ぼんやり
休み時間も
しょぼん…
もう
アヤちゃんとは
遊ばない！
❷ ぼんやりしていていじめられる

家でも…
26－18の
計算はね
あのマンガの
続きは
どうなるのかな？
❸ のんびりやで集中力がない

ダンス教室でも以前は楽しんでいたけれど今は…
さっき注意したのに、
聞いてなかったの!?
すみません…
しょぼん…
❹

療育センターに相談
集中できる環境を
つくってあげましょう
ハイ！
わかりました
学校にも相談して
くださいね
❺

注意の与え方や
友だち関係に気を
つけてやってください
お母さんは
気にしすぎですよ
担任
❻ 困っていることに気づかれず、とり合ってもらえない

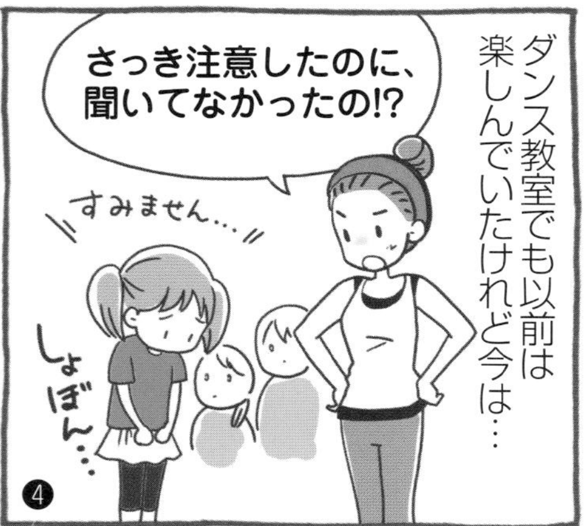

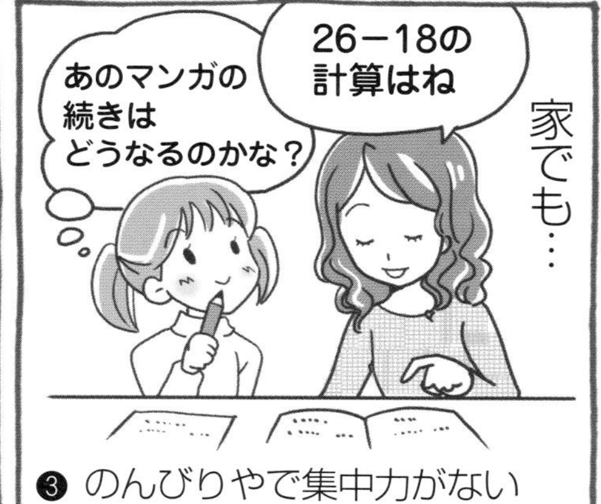

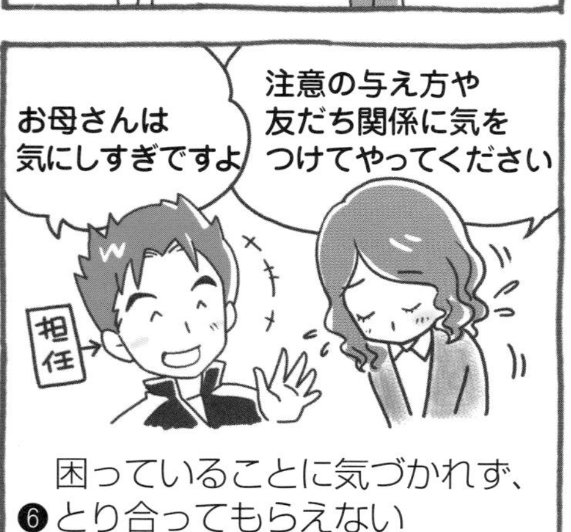

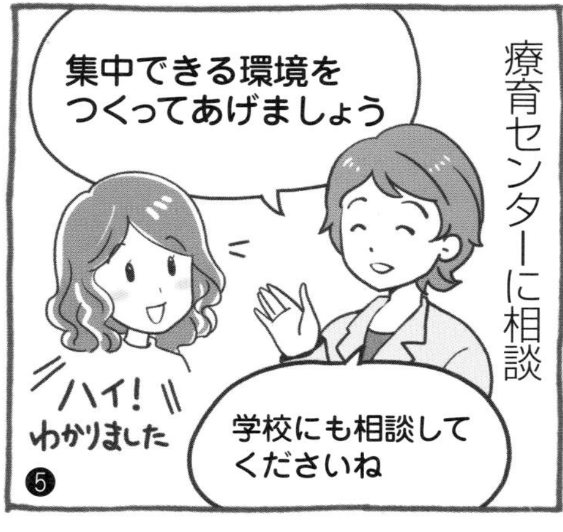

しかしだんだんと学習の遅れが目立つ
？？？
友だちからいじめられる
みんな、あんたのことなんてきらいなのよ！
えっ！
ぽつんとひとりぼっち…
7

不注意の症状を改善するために薬物療法を始める
これはこうなのよ
あっそうか!!
8
家での学習がスムーズになった

ダンス教室でも集中してできるように
このごろ頑張ってますね
にこにこ
友だちとの関わりもなめらかになってきた
アヤちゃん、今日遊べる？
ダンスがないから遊べるよ！
9

目立たない子の場合、学校では観察されないことも多い
担任
ぼくにははっきり効果はわかりません
?
明るく元気になってきました！
これからも注意して見守っていきましょう
10

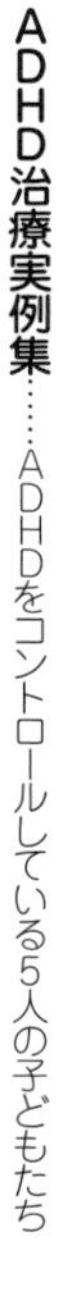

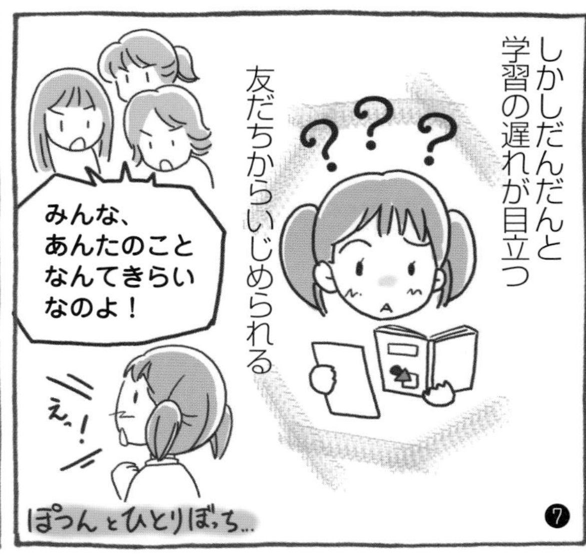

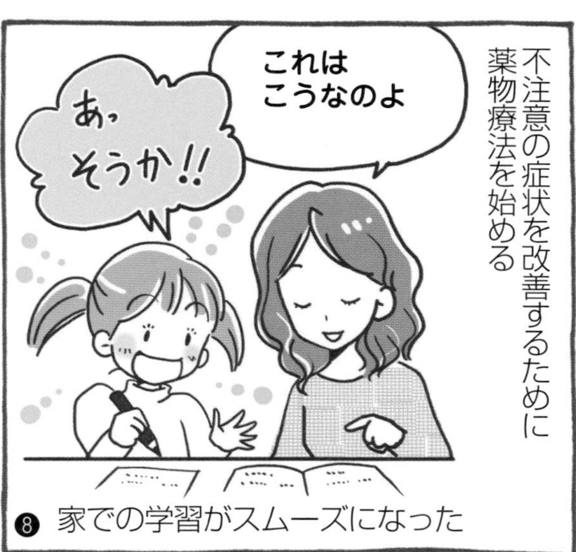

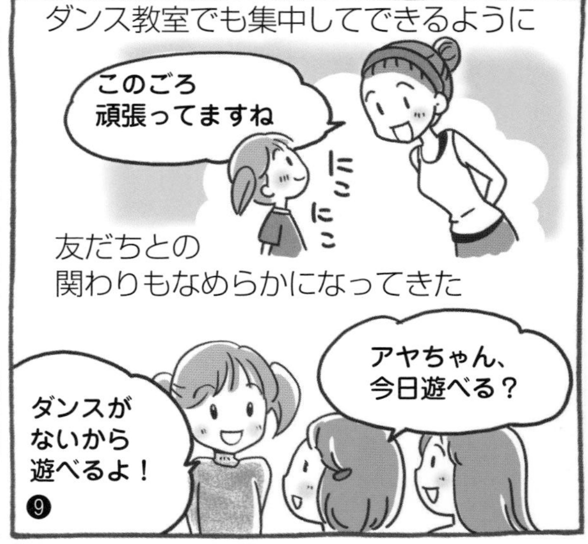

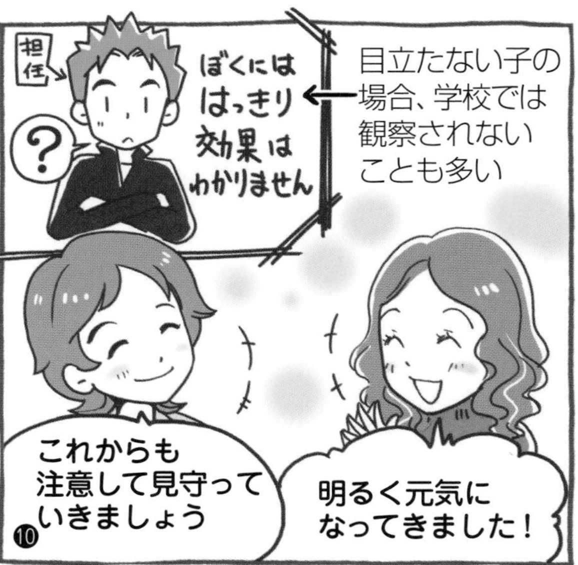

解説

不注意型のアヤちゃんのようなタイプは、暴力をふるったり、授業妨害をしたりするわけでもないので、学校の先生に相談しても、「お母さんの気にしすぎですよ」と言われ、本人がどれほど困っているか、周りが気づかないことが多い。アヤちゃんの場合、先生はとり合ってくれず、状況は悪くなる一方なので薬物療法を開始。薬を飲み始めてから、学習や友だち関係もよくなり、表情も明るくなってきた。これからも勉強が遅れて結果的に孤立したり、自己評価が下がったりしないよう、注意して見守る必要がある。

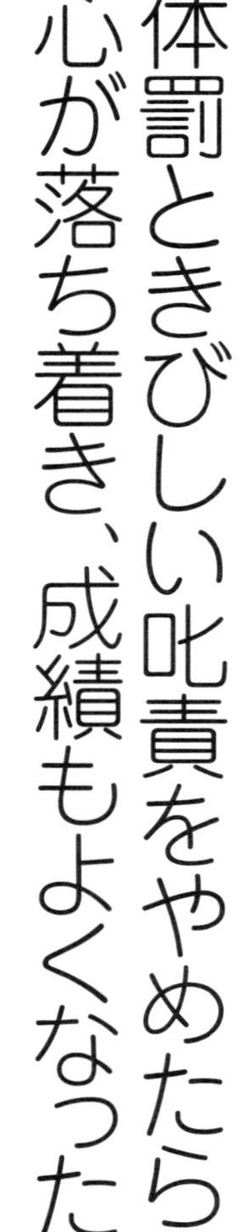

●小学校4年生のマサルくんの場合

体罰ときびしい叱責をやめたら、心が落ち着き、成績もよくなった

幼稚園のころは、元気でいい子といわれていたマサルくん。小学生になると忘れ物が多く、連絡帳も書かず、勉強もしない。体罰や叱責も増えて家庭は気まずい雰囲気に…。

幼稚園のころ
近所の人
元気でいい子だ
わんぱく!!
毎日元気に遊んでいて、問題ない
❶

ところが小学校では
授業参観
4)96 6)72
おかーさん!
!?
❷

おしゃべりが多い
連絡帳も書かない
忘れ物は多い
すみません
❸

でも、いいところもあるんです
さぁみんなで力を合わせて頑張ろうぜ!
オー!!
発想のよさや行動力がある

家では叱責することが増え
宿題をしなさい!
あとでやるよ
あしたの準備しなさい!
早く寝なさい!
家庭の雰囲気が気まずくなる
❹

本人のやる気に任せたらどうですか?
ぼくもそうだったよ
パパ
ほんとうにそうかしら
まあ、そうしてみるけど…
❺

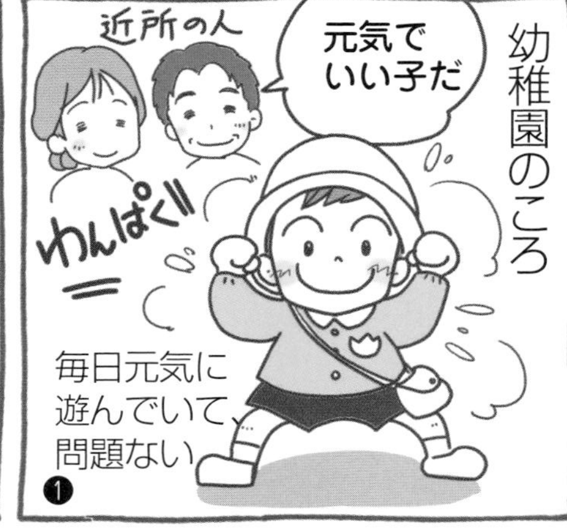

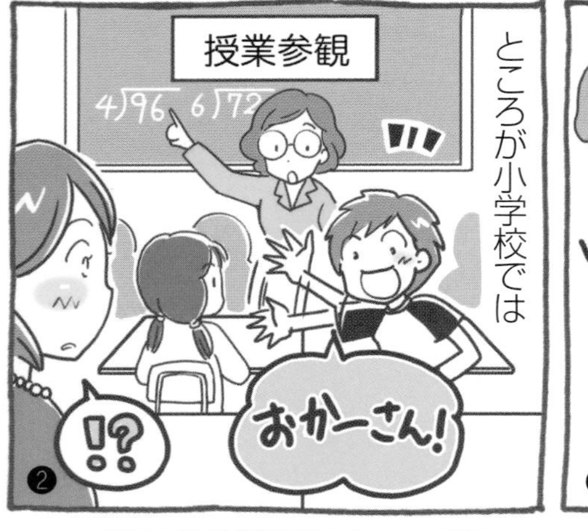

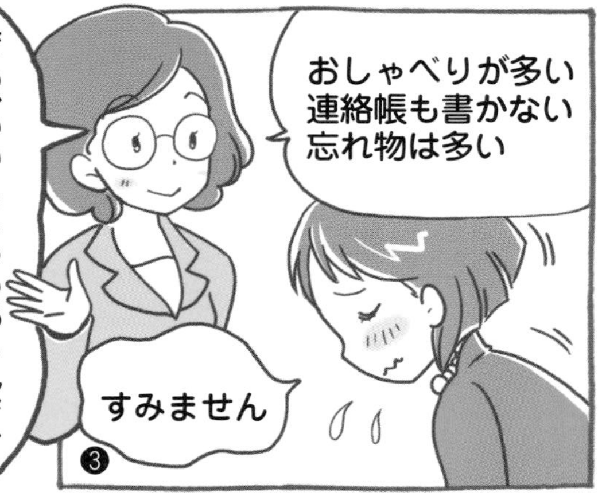

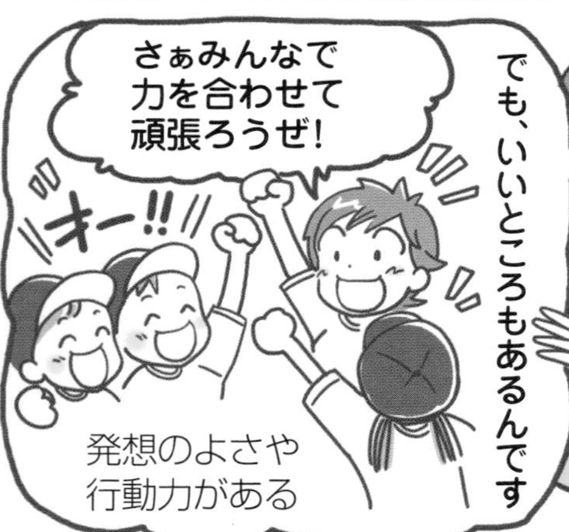

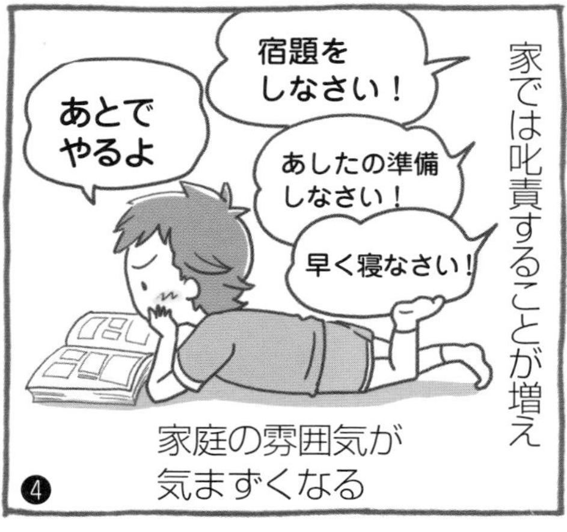

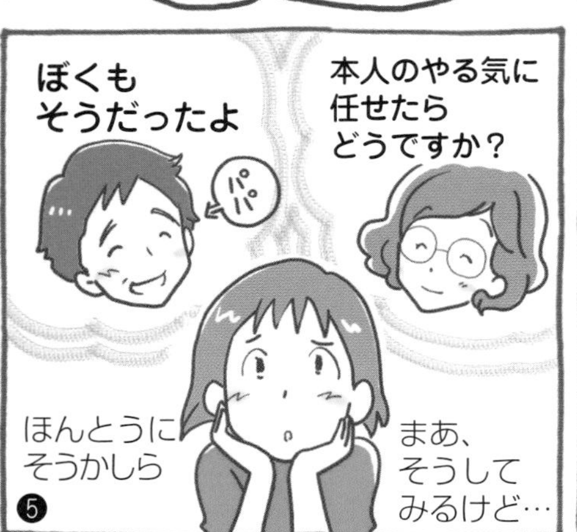

しかし、しだいに成績も下がる
いいかげんにしなさい！
何度言ったらわかるんだ！
ボコッ
バシッ!

児童精神科医に相談
両親そろって相談
どうしたらいいか、わからなくて…
親の時代ではよかったことでも、今は通用しないことが多いのです

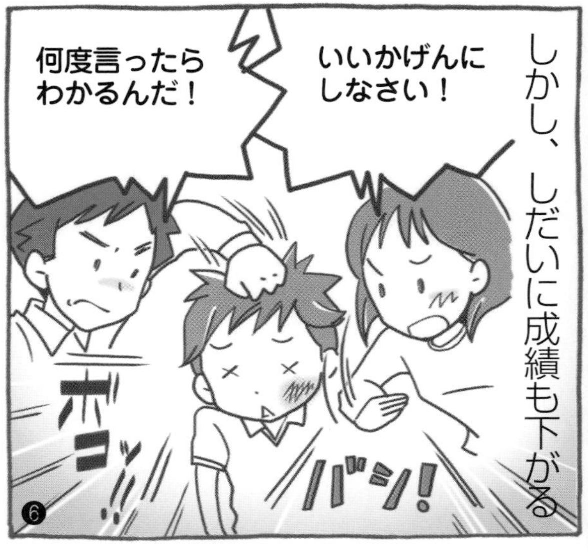

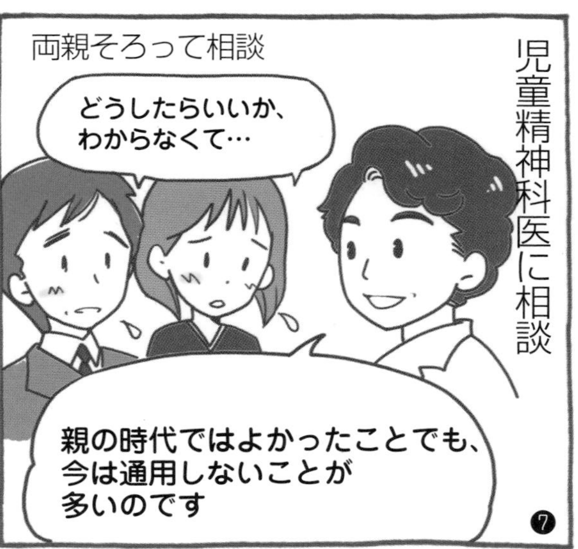

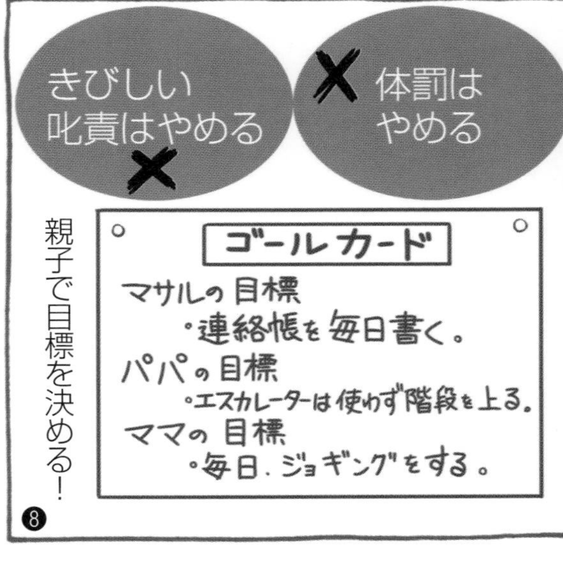

毎日連絡帳を書いている
あの子も頑張っているのね
せっせ
家庭の雰囲気が明るくなり、気持ちも落ち着き、成績も少しずつよくなる

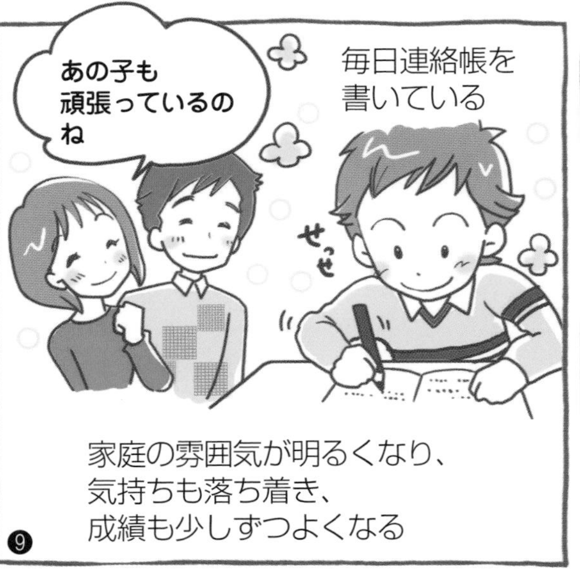

解説

夫婦そろって児童精神科を訪れ、ADHDの治療に取り組んだことで、症状がかなりよくなった症例。きびしいしつけではうまくいかないことを両親が理解し、マサルくんの努力も認めるようになったことで、自己評価も上がり、少しずつ自分でも頑張るようになった。家庭の状況がよくなることで、学校のトラブルも減り、落ち着いて勉強に取り組めるようになったことも、成績向上につながっている。このように親がADHDの子どもの特徴を正しく理解し、対応を変えるだけで、子どもは力をつけていくことができる。

小学校5年生のケイタくんの場合

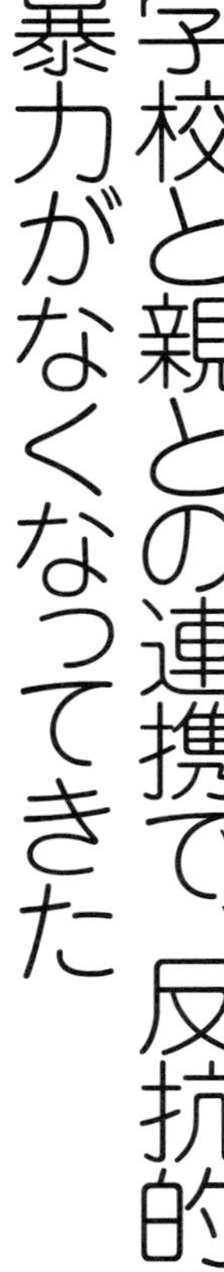

学校と親との連携で、反抗的態度や暴力がなくなってきた

ジャイアン型で、多動性や衝動性の傾向が強いケイタくん。先生や友だちとのトラブルが多く、お母さんは周囲の人たちに謝ってばかりで疲労困憊しています…。

3～4歳のころ
暑い!
エアコンつけて
窓あけて!
かゆい!
ねむい!!
ヤダ!
手がかかる子だわ
①

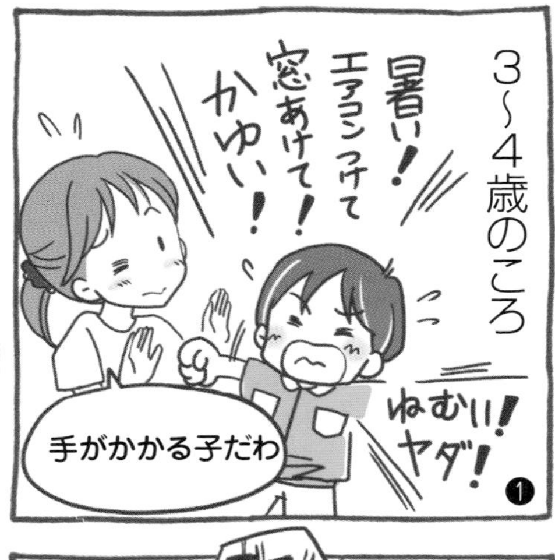

幼稚園では
運動会の練習
さぁ並んで
ライダーキック!!
!
集団行動ができない
すぐに手(足)が出る
②

小学5年生の今でも…
ボコ!!
感情コントロールがへた
言葉でうまく言えない
すみません
乱暴な子で
…
謝って
ばかり
ペコ
ペコ
③

もう
めんどうは
見きれない
ケイタくんの
悪いところを
書きましょう
ふん!
④

学習面では
やればできる子なのに、
わざとやらない
理科
90
漢字テスト
15
⑤

困ったお母さんは
発達外来の小児科医に相談
まず親は
体罰や子どもへの
きびしい叱責を
なくしてみましょう
はい
⑥

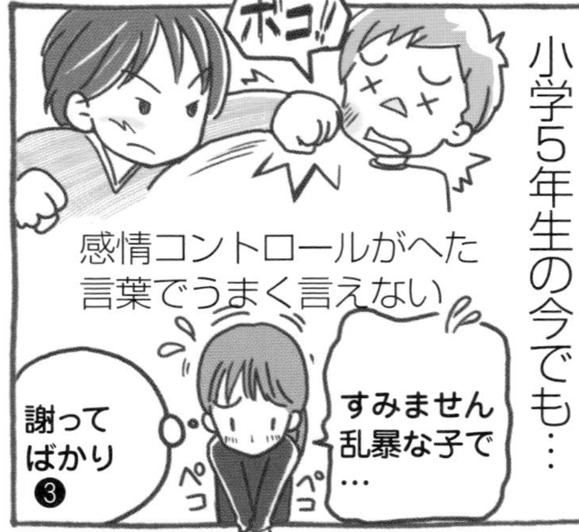

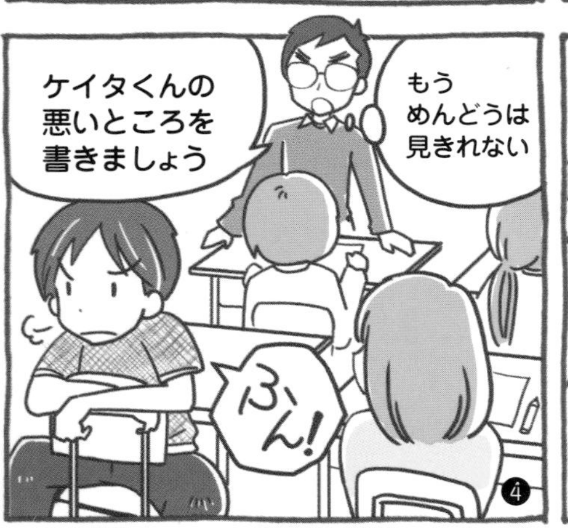

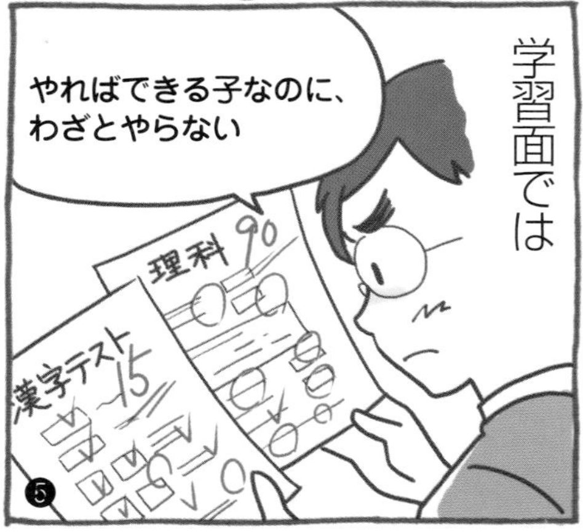

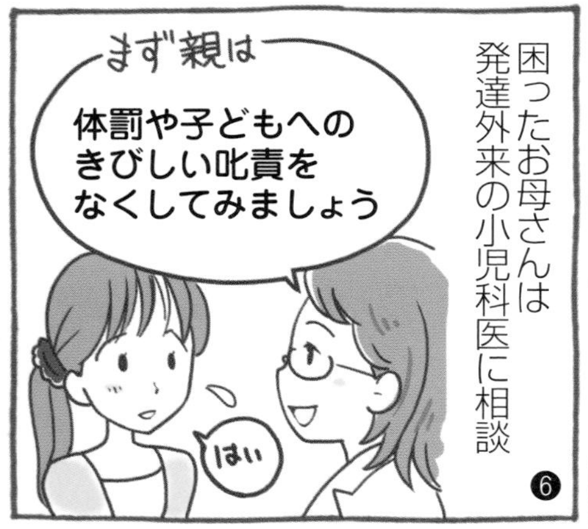

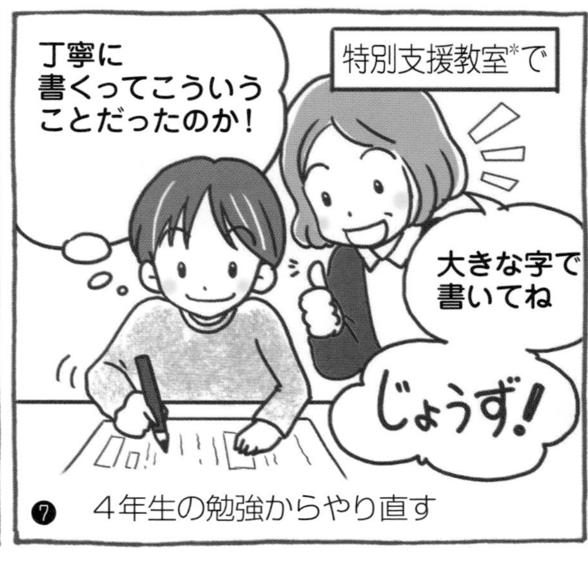

❼ 4年生の勉強からやり直す

学校で
落ち着きのなさや、
勉強に集中できないのは、
わざとじゃないんです
そう
でしたか

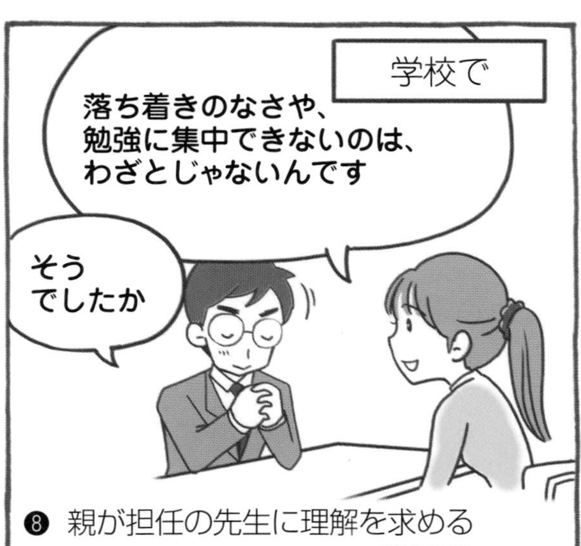

❽ 親が担任の先生に理解を求める

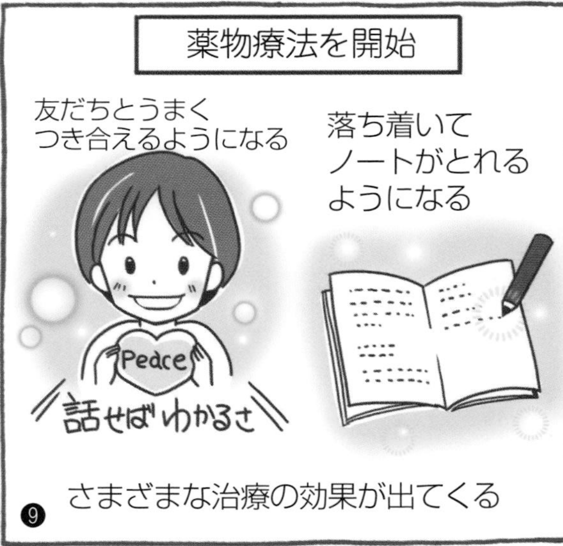

❾ さまざまな治療の効果が出てくる

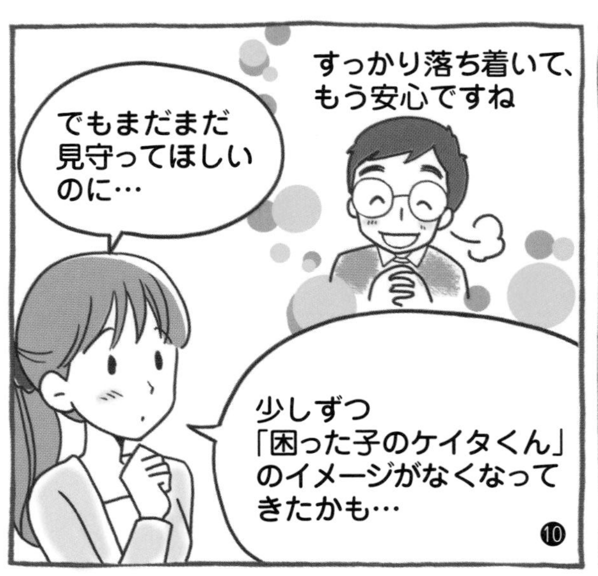

❿

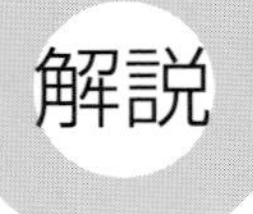

解説

担任の先生からの叱責も多く、小学５年生になってますます態度が反抗的になってきたケイタくん。医師のアドバイスによって、先生にはADHDを説明してケイタくんへの対応を変えてもらい、特別支援教室では４年生からの勉強をやり直し、さらに薬物療法も始めた。授業妨害や反抗的な態度、暴力がなくなり、宿題もやるように。先生は問題児だったケイタくんが落ち着いたので「これでよし」と思っているが、学習面の遅れを取り戻せておらず、まだまだ周囲のあたたかいサポートが必要と、医師と親は対応を相談中。

＊特別支援教室とは、ふだんは自分の学校で勉強しながら、週に1～2回程度、その児童・生徒の実態に合わせた適切な援助や学習を行うこと。

●高校1年生のエイジくんの場合

遅刻が多く提出物が出せず留年。カウンセリングと薬物療法で改善

生来の利発さでなんとか中学まではやってきたエイジくんも、ついに高校では留年に。学校も勉強もイヤになり、無断外泊も続く。親も子ども自身も打開策が見つからず…。

小学生のころ
この子の辞書にはコツコツ努力するという言葉はないのね…
漢字の練習なんてキライさ
漢字ドリル
ぽいっ
❶でも生来の利発さで私立の中高一貫校に合格

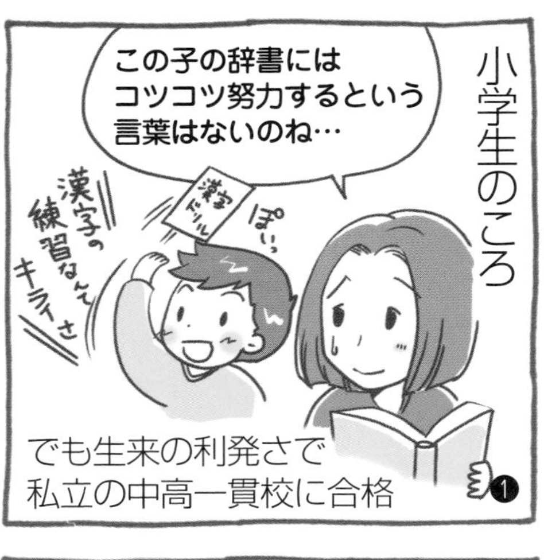

中学では
好きな科目はがんばるが…
嫌いな社会の先生
ZZZ…
クスクス
❷明るくひょうきんなので人気者

高校になると
パソコンに夢中
カチカチ
❸夜型になり、朝起きられずに遅刻ばかり提出物も出せなくなる

ついに留年!
下級生と勉強するのはイヤだ
勉強も学校もイヤだ
どよよ〜ん

成績低下!
帰宅時間が遅い!
無断外泊!
勉強がイヤなら学校やめて働け!
❺でも、できれば大学進学したい

親子3人で発達クリニックに相談
エイジくんはなんとか進級したいそうなので、対策を話し合いましょう
❻第三者がいると冷静に話し合える

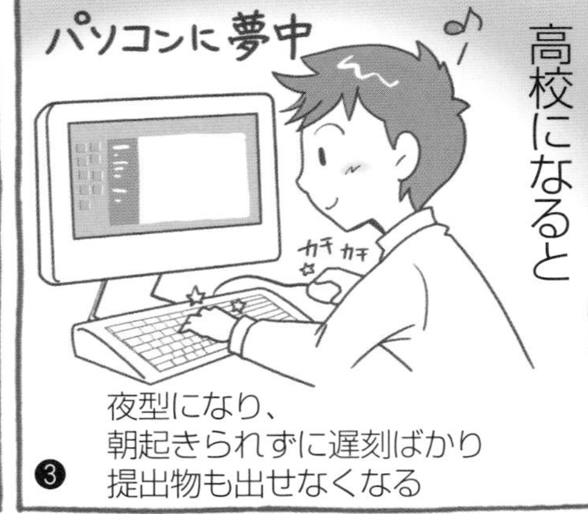

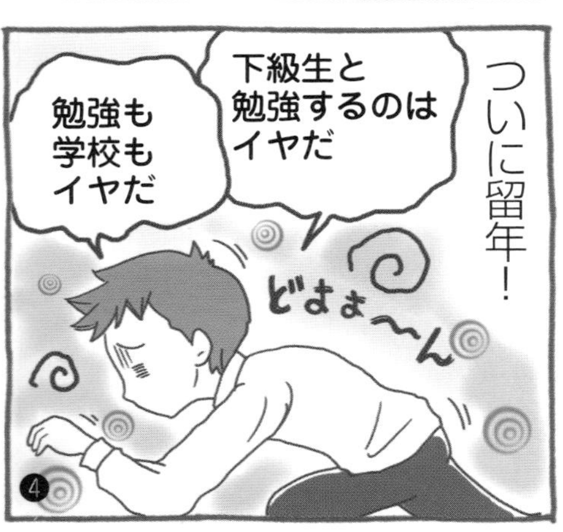

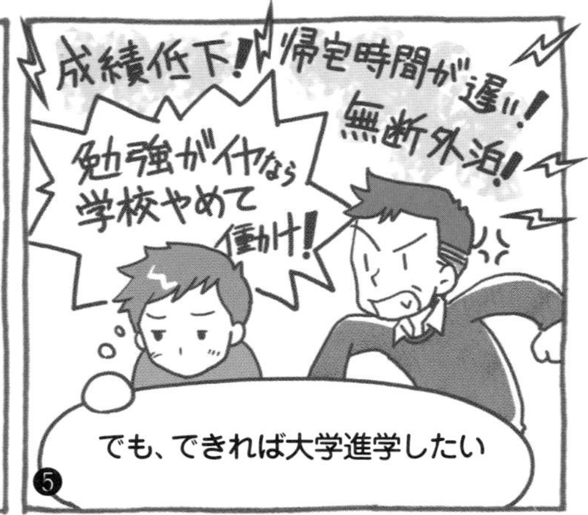

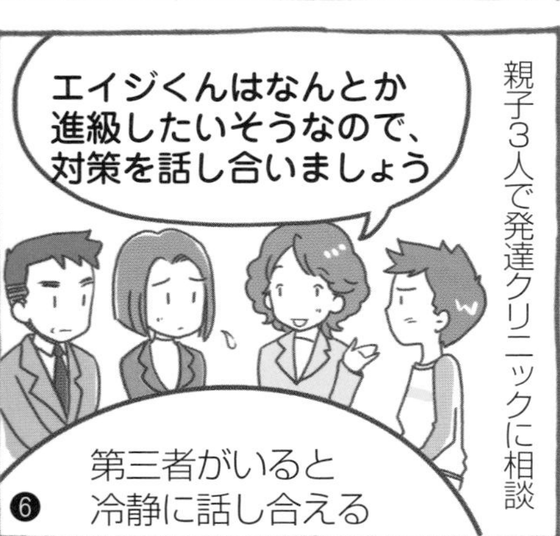

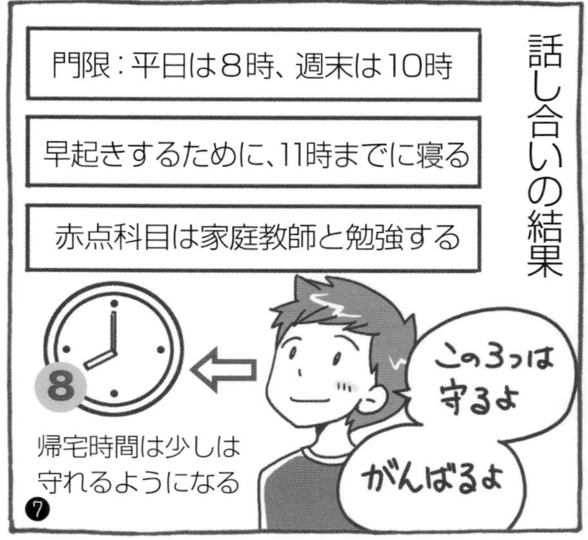

さらに…
薬物療法もあります
飲んでみたい
説明書
ハイ!!
このごろ頑張っているな
嫌いな社会の先生

でも朝はなかなか起きられない
やっぱり何度約束してもダメなのね！
もうオマエには愛想が尽きた
父
母
気持ちはわかりますが、過去を蒸し返すのはやめましょう

相手を尊重した発言を心がける
家庭のとげとげしさが減る
無事に2年に進級
やったね！
これからも頑張るよ
よくがんばったね!!

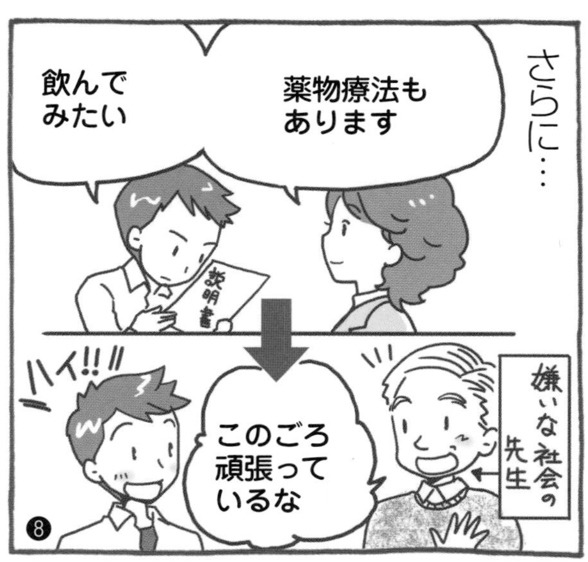

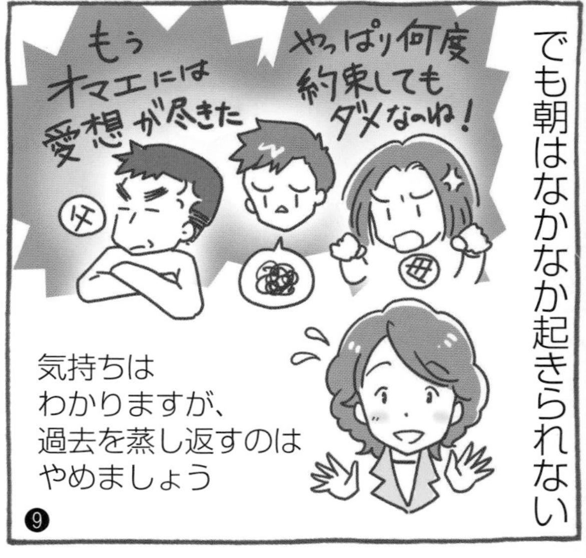

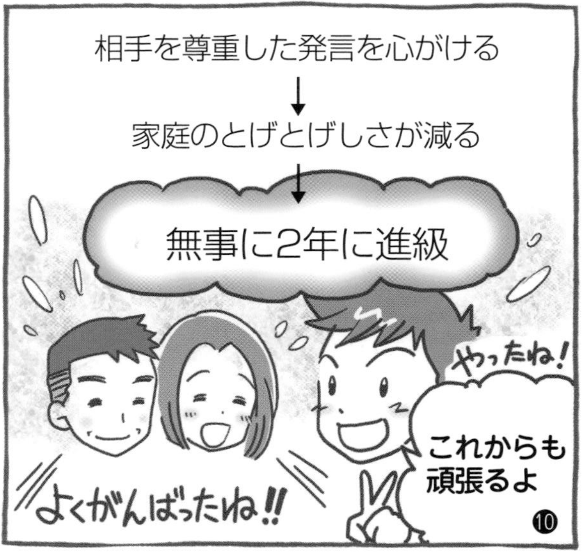

解説

2回目の高校1年生の秋、親子3人で発達クリニックへ。カウンセラーが、大学進学希望のエイジくんと、両親との話し合いの橋渡しをした。第三者がいることで双方が落ち着いて話し合いができたので、これからの対策を決め、エイジくんの希望で薬物療法も開始。生活態度はかなり改善されたが早起きだけは苦手。親はついなじってしまうが、カウンセラーから「過去を蒸し返しているかぎり、前へ進み、親子のよい関係を築いていくことは難しい」とアドバイスされる。家族の関係は少しずつ緊張が解け、学校側の理解もあり、2年に進級できた。

●大学4年生のカズキくんの場合

自分の中のADHDを受け入れ、医師と就職課の指導で、就職が決まる

不注意でのび太型のカズキくん。大学入学で1人暮らしを始めたが、うまくいかないことばかり。自分で自分に困っていたカズキくんは精神科を受診してみた…。

小学校～高校まで
教師
教師
教師
教師
落ち着きがない！
いつもそわそわしている！
宿題をしない！
忘れ物が多い！
しょぼん。
いつも怒られてばかり

大学生になって1人暮らし

部屋がきたない…

クレジットカードの使いすぎで親にカードを止められる
ゲームソフ
これもカードで買っちゃおう
えっ！こんなに払えないよ
新作ソ
ゲーム
請求書

バイトばかりで勉強がおろそかに
ふぃーっ、よかった
単位はいくつか落としたけど４年生にはなれた！
でも就職が決まらない…

カズキはADHDだと思う
父
男はそんなものだよ心配ないよ
母
カズキ、相談に行ってみたらどう？
ADHD
ADHD

自分で自分に困っていたカズキくんは精神科を受診
就職も勉強も日常生活もうまくいかなくて自信がないんです
では対策を考えましょう

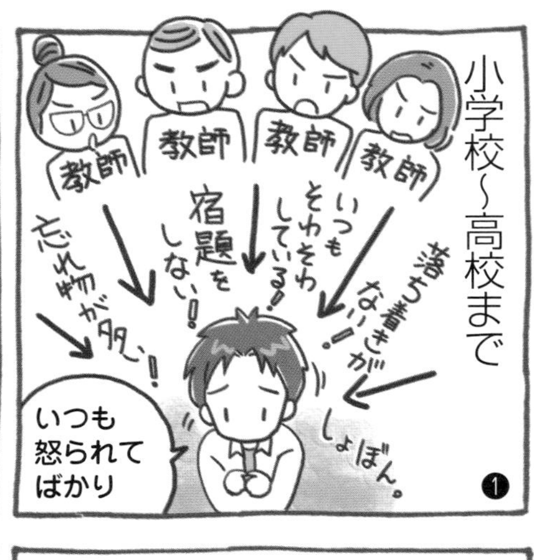

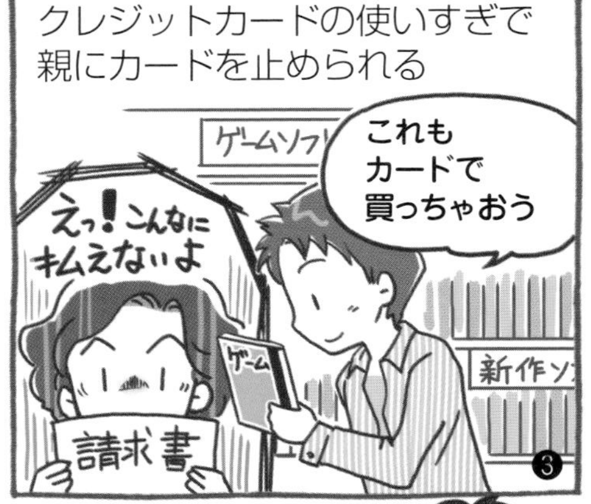

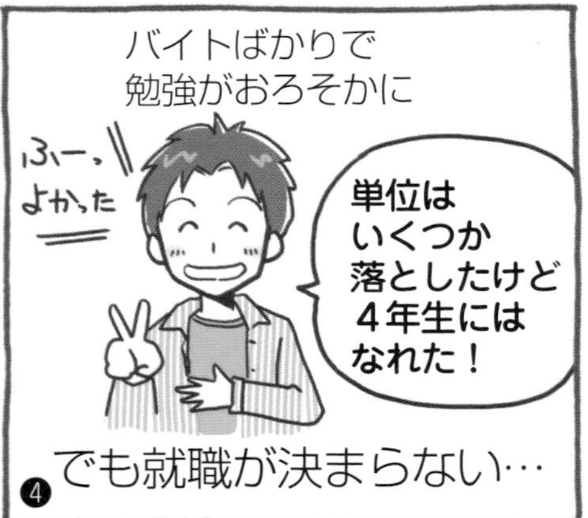

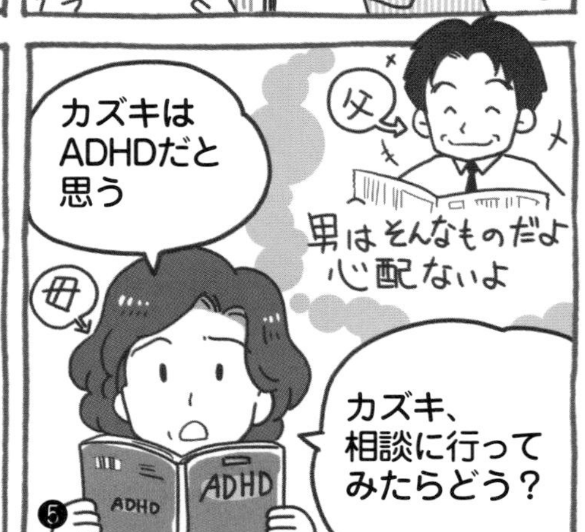

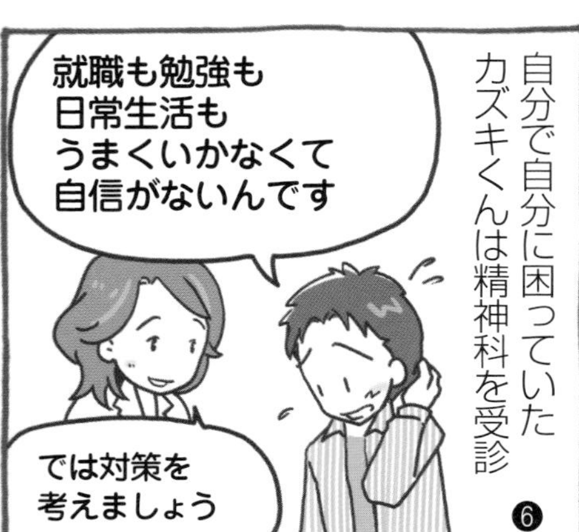

自分がADHDだと受け入れる
そうか
落ち着きがないのも忘れ物が多いのも、ADHDだからだったんだ
スッキリ
自分を客観的に見ることができる
7

大学の就職課のカウンセラーに相談
どんな仕事がしたいの？
車が好きなんです
エントリーシートは○月×日までに提出よ忘れないでね
綿密な打ち合わせをする
8

わかっているけど、なかなか実行できないから…2週間に一度通院を
計画どおりにできてる？
あしたは病院で先生に聞かれるからそうじやっとこう
先生
ゴオォォ
9

就職も決まり、卒業できる見通しもついた
いろいろな人やグッズに助けてもらってこれからもADHDとうまくつき合っていこう！
ADHDの本
予定表
医師
カウンセラー
メモ帳
10

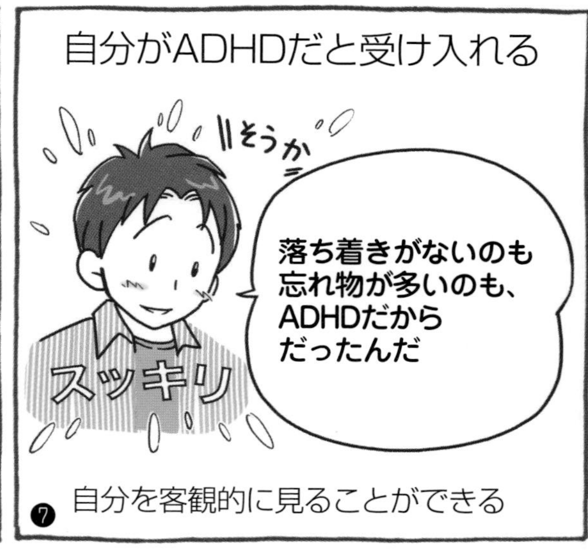

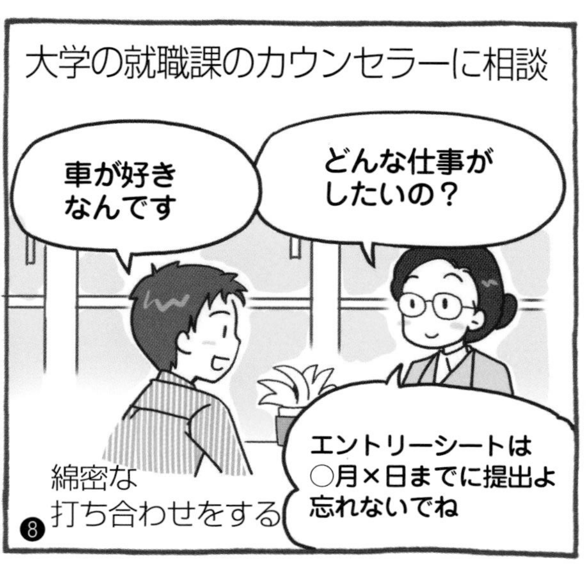

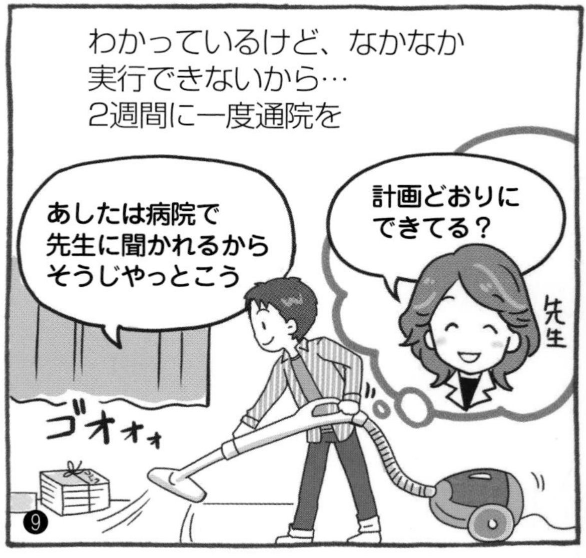

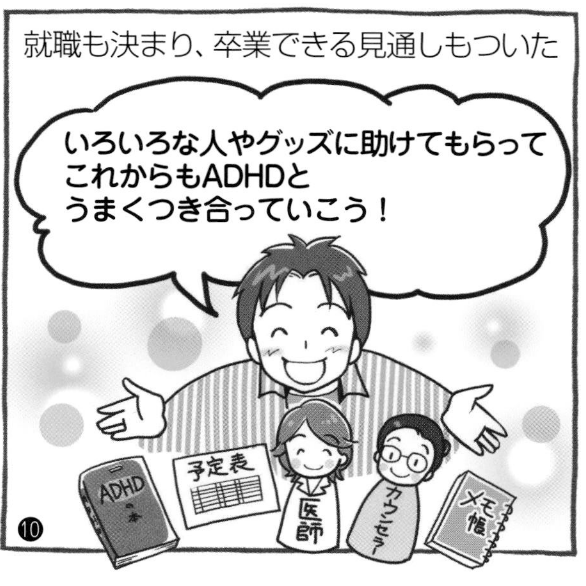

解説

精神科を受診して、ADHDの傾向があることがわかったカズキくん。今までずっと人から注意され続けて自信をなくしていたが、ADHDについて理解することで自分を理解し、やるべきことも見えて、自信をもって行動できるようになった。カズキくんは2週間に一度の通院を続け、日常生活や学校、将来について計画どおりに実行できているか、困った点はないか話し合っている。自分のADHDを受け入れ、自分を客観的に見ることができるようになったことで、日々の暮らしも落ち着いてきている。

大人のADHDの治療

大人のADHDの薬物療法

大人の場合にも薬物療法の選択肢は増えてきています。

コンサータ：薬の効果の持続時間は約12時間なので、日中に効果が欲しい場合に適しています。副作用として食欲低下、寝つきが悪くなる、チック、頭痛、腹痛などが見られることがあります。人によっては依存になることもあるので注意が必要です。ADHD適正流通管理システムにより管理されています。

ストラテラ：１日２回の服用ですが、一日中効果があるので、仕事でも家庭でも効果が得られます。副作用としては、眠け、吐きけ、食欲低下、頭痛などが見られることがあります。

インチュニブ：１日１回の服用です。副作用として、ふらつき、めまい、眠け、体のだるさなどが見られることがあります。

どの薬が合うかは人によって違います。

大人になると、症状が改善する人が多い

ADHDの主な症状は不注意、多動性、衝動性の３つ。多くの場合、表面上の多動性はしだいに落ち着きますが、その他の症状は思春期まで続いていきます。

そしてADHDの子どものうち、３分の１の人は成長とともにしだいに症状が目立たなくなり、３分の１はいろいろな工夫によって症状をある程度コントロールでき、日常生活に大きな支障はなく、「たまに困ることもある」という程度になります。残りの３分の１が大人になっても症状をもち続け、それで本人や周りの人が困るといわれています。

一方、大人になると学生時代とは違って自分で責任をもって考えながら仕事をしたり、結婚して家事や子育てとの両立が必要になったりして、ADHDの症状で悩むようになる人もいます。やるべきことが増え、同時にさまざまな作業をこなすことも必要になり、毎日をうまくまわせなくなるのです。子どもが生まれると特に大変と感じることも多いようです。

多動性
衝動性

●目立たなくなる

多動性は小学校低学年ころまで、衝動性も小学校高学年ころまでには目立たなくなります。しかし大人になってもいつもバタバタ動き回っていて落ち着かなかったり、いつも人をむやみに急がせるなど、症状が目立つ人もいます。

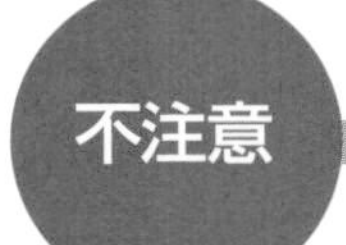

●大人になっても残る

不注意は大人になっても変わりません。しかし、自分がADHDであることを自覚し、メモや予定表をしっかり書くなどして忘れ物を少なくしたり、片づけやすいような配置にして、書類や洋服を整理整頓するように気をつけていれば、さほど問題にはなりません。

ちゃんとメモに書き、メモを確認すれば間違いなし！

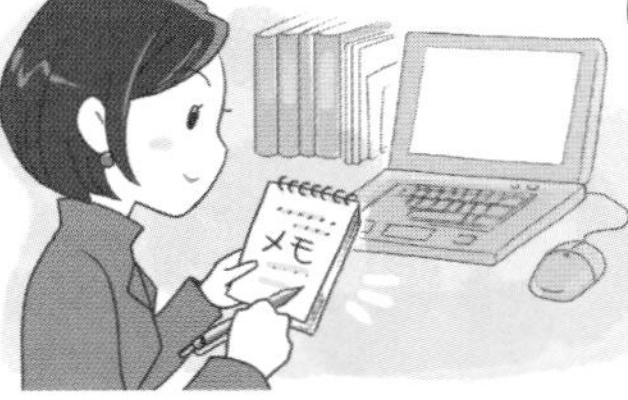

ADHDの不注意は大人になっても残るが、自分の特徴をつかんで行動すれば、社会的にはほとんど問題になりません。

7

ADHDとうまく
つき合っていこう!

全国の
のび太くん、
ジャイアンくんへ

ここからはADHDのみんなに読んでもらいたいページです。
お父さんやお母さん、先生によく怒られたり、
勉強がうまくいかなかったりして、
困っていたら読んでください。
毎日がちょっとうまくいくようなコツが書いてあります。

ADHDを理解して、じょうずにつき合っていこう！

ADHDって、なんだろう？

ADHDとうまくつき合っていくために、まずはADHDの特徴を説明します。

こんなふうに思うことはありませんか？
いつもぼくばかり先生に叱られる
お母さんはいつも怒っている
先生の言うことがよくわからない
こんなふうに言われたことはありませんか？
勉強に集中できない
いくら言われてもちゃんとできない
すぐにかんしゃくを起こす
いろいろなことをすぐに忘れてしまう
落ち着きがない

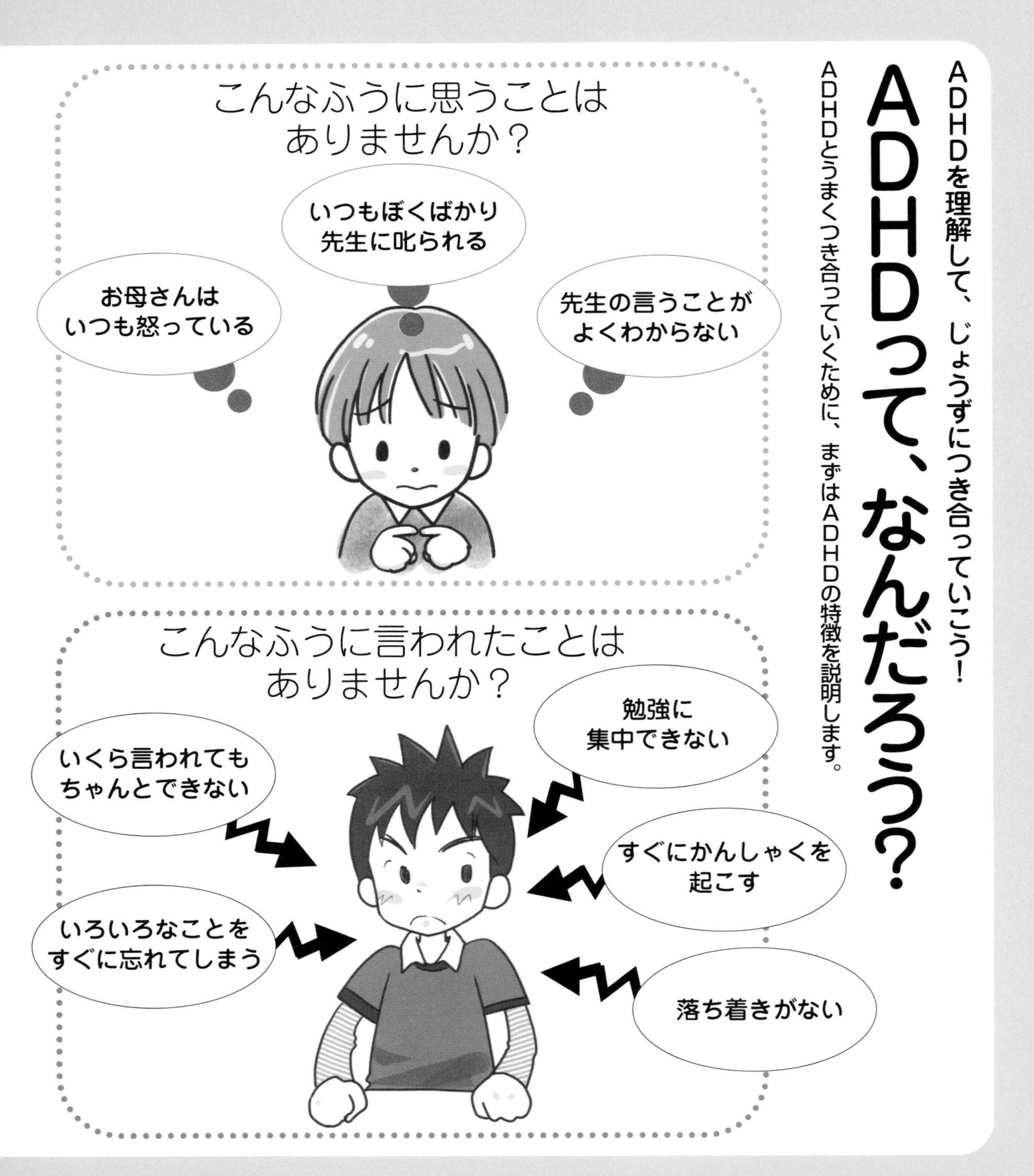

ADHDにはこんな特徴がある

落ち着きがない

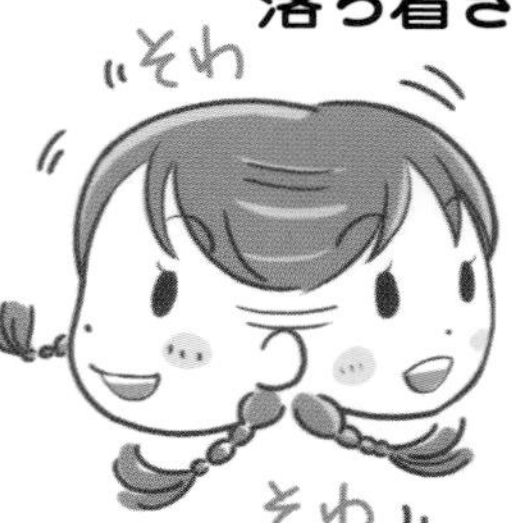

- 「落ち着きなさい」「おしゃべりをやめなさい」と注意されることが多い
- いつもあわてている
- イライラしていることが多い
- 授業中にじっとすわって先生の話を聞いていると、動きたくなる
- 本を読むのは苦手

忘れやすい

- 宿題をするのを忘れる
- ちょっと前に言われたことを忘れてしまう
- 友だちや親との約束を忘れる
- ぼんやりしてしまうことがある
- 忘れ物が多い
- うっかりミスをすることがたびたびある

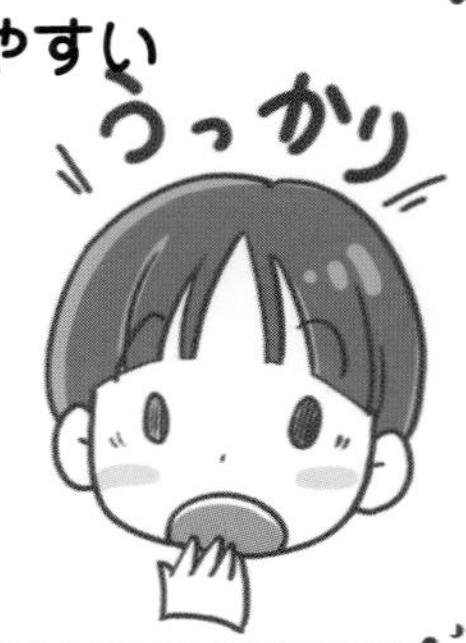

集中するのが苦手

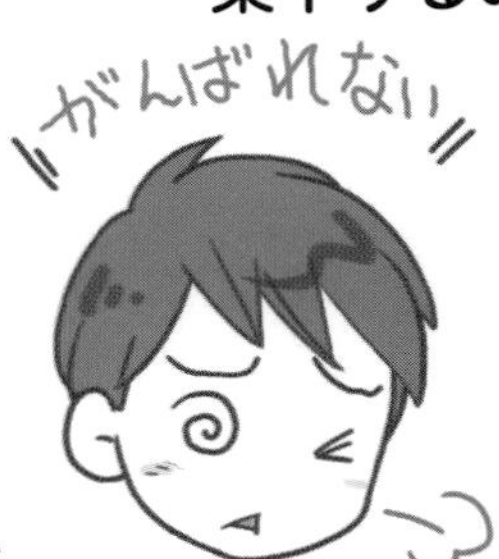

- 宿題をやっていると、途中で好きなマンガを読みだしてしまう。
- 途中でテレビを見てしまい、宿題を早く終わらせることができない
- 目標を決めてもなかなか頑張れない
- 漢字の練習や計算問題はめんどくさい

待つことが苦手

- みんながちゃんと列をつくって並んでいるのに割り込んでしまう
- 順番が待てない
- 先生が質問していると、最後まで話を聞かず、途中で答えてしまう
- 手を上げないで答えることがよくある
- 好きなことを今すぐやりたい気持ちが強い

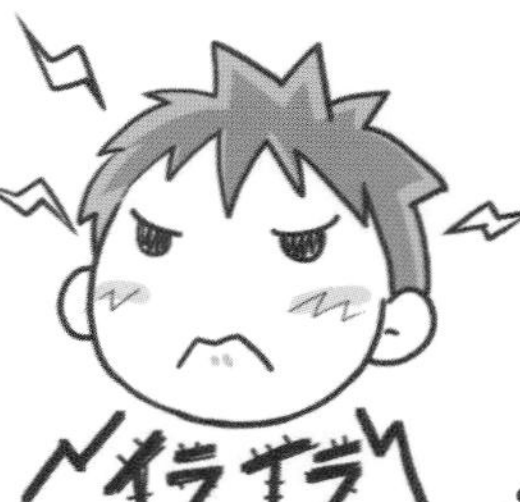

きみのせいでも、お母さんやお父さんのせいでもない

きみたちの頭の中には多くの神経回路があります。その中にちょっと接触が悪かったり、なかなかつながりにくくて、指令がうまく届かないところがあります。脳の中で行動や感情などをうまくコントロールし、やるべきことをやらせ、やってはいけないことをやらせないようにするコントローラーがうまく働かないのです。こんな状態をADHDといいます。集中力ややる気がないなどといわれますが、これはきみたちのせいでも、お母さんやお父さんのせいでもありません。

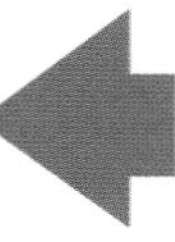

ちょっと気をつければうまくいくようになる！

ADHDであることはちっとも悪いことではないし、はずかしいことでもありません。まずこれをよく覚えておいてください。そして近視の人でも眼鏡があればよく見えるように、ADHDの場合でもちょっとした工夫をすれば、うまくいくようになります。ADHDは、頭が悪いのでもバカなのでもありません。きみたちの脳は、その特徴を知ってうまく使えば、ちゃんと働いてくれます。うまくいかないことがあっても、あきらめちゃダメ！ 自分を信じて立ち上がろう。

きみがその気になったら、だんだんできるようになる！

こんな作戦でやればうまくいくよ！

ちょっとの工夫で、きみたちはちゃんとやれるし、いろいろな夢をかなえることができます。あきらめずに何度も挑戦してみましょう。

①忘れないための工夫をしよう

メモを書く

あした習字セットを持っていく

ADHDの子どもは忘れやすいという困ったくせがあります。

やるべきことを忘れないためには、まずまめにメモを書く習慣をつけましょう。

やろうと思っていたことや持っていくものを忘れるのを防ぐために、大きな紙に「なわとびと体操服」などと書いて、よく見えるところに貼っておくのがいいでしょう。玄関のドアに貼っておくと、出がけに「あ、そうだった」と思い出せるのでとても便利です。

タイマーやアラーム機能を使う

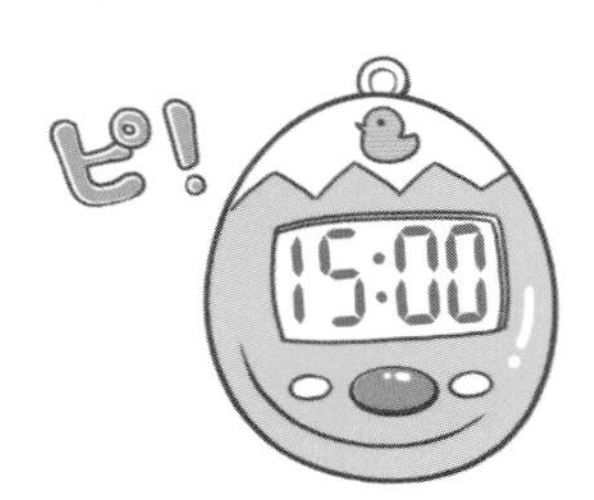

15分後に出かけるなら、時刻をセットしておく

友だちと約束があったり、習い事に行かなくてはならなくても、マンガを読んでいて、つい忘れてしまうことがあります。タイマーや携帯電話のアラーム機能をセットして、忘れないようにしましょう。

「10分だけマンガを読もう」「1時間ゲームをしよう」というときも、タイマーをセットしておけば、時間に気がつきます。「アラームの音を無視しない」と自分の心にしっかり決めておきましょう。

ものを置く場所をつくる

鍵や財布など大事なものをどこに置いたか忘れてしまうという人もよくいます。学校の本もプリントもマンガも、机の上でゴチャゴチャになっている人もいます。整理整頓で大事なのは、「ものの置き場所をつくること」。シールに「家の鍵」などと書いて、置き場所に貼りましょう。

またものを使ったあとは、ここに置いたと0.5秒でも意識するくせをつけると、どこに置いたか忘れてしまうのを減らせます。

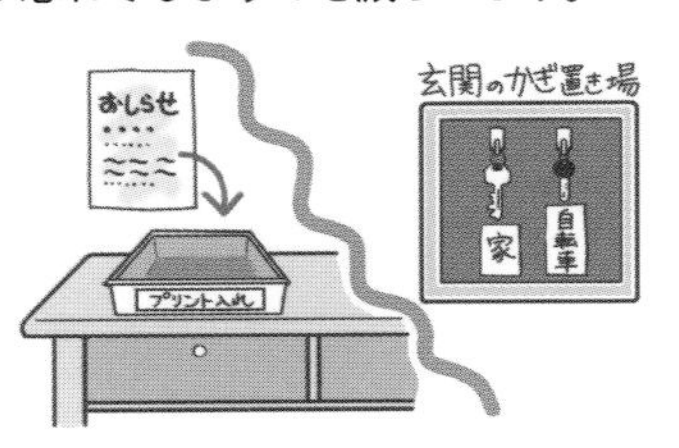

準備は前日の晩に

忙しい朝に出かける準備をすると、忘れ物をしがちです。翌日の準備は前の晩にやります。玄関などに「持ち物スペース」をつくってもらい、そこにまとめて置いておくようにするといいでしょう。それが無理なら、持ち物すべてを書いた紙を書いておき、出かける前に持ち物を確認しましょう。

もちもの
・ランドセル
・たいそうふく
・なわとび
3-2

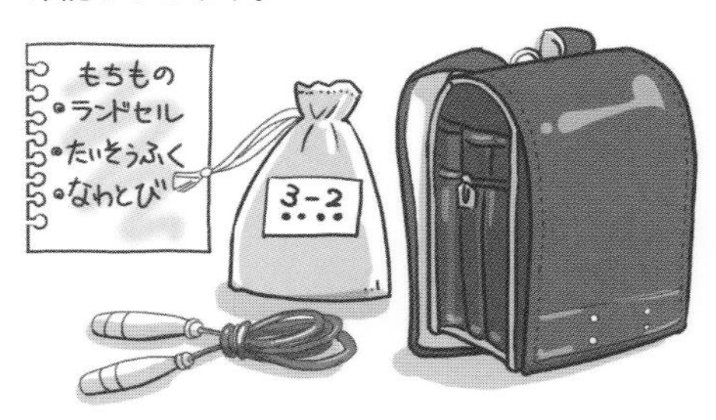

置き場所に入れる

「片づけなさい！」と親に怒られないためにすることは簡単！「置き場所に入れる」ことだけを実行すればいいのです。よごれたくつ下は洗濯機へ、ゴミはゴミ箱へ入れます。もし置き場所に入れにくいようだったら、入れやすい場所に変えてもらいましょう。

ぬいだ
くつ下は
洗濯機
に入れてね
はーい

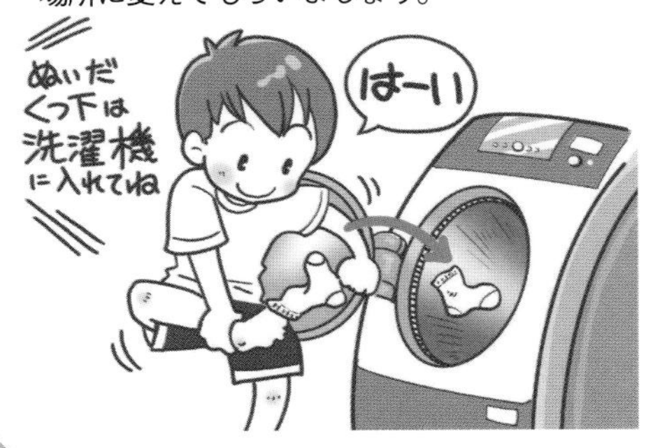

予定表を書く

今日やるべきことを、ホワイトボードや紙に書いて貼っておきます。予定を書き込めるようなカレンダーを用意して、塾や遊びの予定などを書いておきます。予定を書いておくと、先の見通しが立って、今やらなければならないことが見えてくるものです。

今日やること

- スイミング教室
- さんすうの宿題

②困っている気持ちを人に話そう

学校でからかわれたり、うまく勉強ができなかったり、友だちとうまく遊べなかったりして困っているときは、「困っている」とお母さんやお父さんに話しましょう。自分の気持ちを人に伝えるのが苦手かもしれないけれど、話さなければきみの気持ちはわかってもらえません。下記の作戦で話してみましょう。

ぼく
困っているんだ
あら、
そうだったの
大変
だったわね

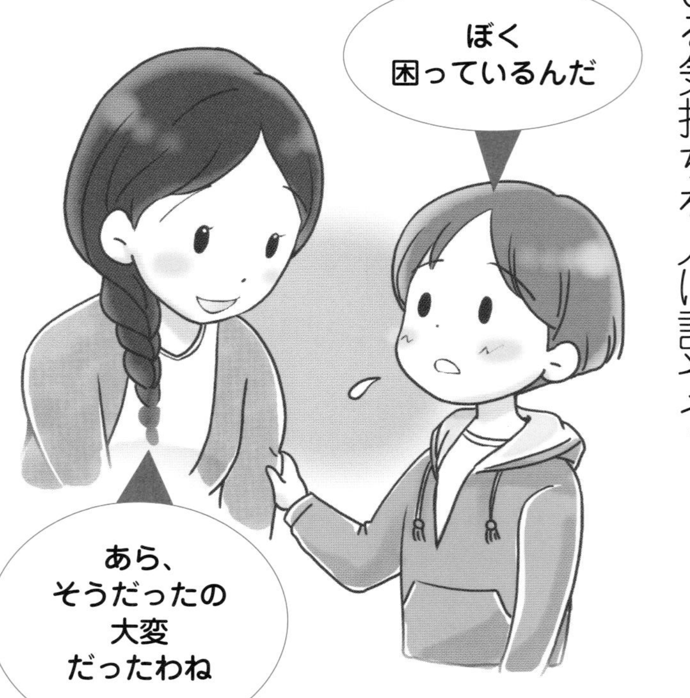

話を聞いてもらうときのコツ

- あまり忙しくないときに話しかけてみよう。
- 「ごはんのあとでちょっと話を聞いてね」と、予約しておくのもいい。
- 1回でわかってもらえなくてもあきらめない。次に話すときはもっとわかってくれるかもしれない。
- 聞いてもらいたいことをメモしておくと話しやすい。
- 手紙やメールのほうが気持ちを伝えやすいこともある。

お母さんやお父さん以外にもきみのことをわかってくれる大人はいる

●スクールカウンセラーや保健室の先生

スクールカウンセラーや保健室の先生は、人の気持ちや心の働きを勉強しています。きみがたとえうまく話せなくても、じょうずに話を聞いて、どうすればいいのかも一緒に考えてくれます。

●親戚のおじさんやおばさん

きみのことを赤ちゃんのころから知っているおじいさんやおばあさん、おじさん、おばさん、いとこたちなども相談に乗ってくれます。たまには1人で泊まりに行って話をゆっくり聞いてもらいましょう。

●電話相談

電話番号案内の「104」に電話して「学校や家のことで相談したいので、電話で相談できるところを教えてください」と伝えると、児童相談所などの子ども専門の電話相談の番号を教えてくれます。

★インターネットでの相談は用心しましょう

インターネットでも悩みを相談できますが、インターネットの相談の中にはいいものも悪いものもまじっています。相談に乗ってくれても間違ったアドバイスをする人もいますし、よくない目的をもって子どもに近づいてくる人もいるので、十分に用心しなければなりません。

③自分を好きになる練習をしよう！

腕立てふせをすると腕の力が強くなるように、頭の中の「自分が好きだ」と思う部分を鍛えてやれば、自分を好きになる気持ちが強くなります。

この練習を自分でやってみましょう。毎日続けているうちに、きみ自身が自分の強い味方になります。

自分のことを書き出そう

まず、自分のいいところを紙に書いてみましょう。もし思いつかないなら、お母さんやお父さん、おじいさんやおばあさんに聞いてみましょう。

- 自分の好きなところ
- 自分の中で変えたいところ、あまり好きでないところ
- 「こんなことをするといい気分になれる」「もしこうだったらいいのに」と思うこと
- 悲しいこと、傷ついたこと、怒っていること
- 将来、どんな大人になりたいか？どんな仕事をしたいか？

いいところを口に出してみよう

朝——鏡に向かって自分の好きなところを大きな声で言いましょう。

「私は○○が好きだ」

今日の目標を１つ決め、それも口に出してみましょう。たとえば「今日は友だちとけんかにならないようにしよう」。

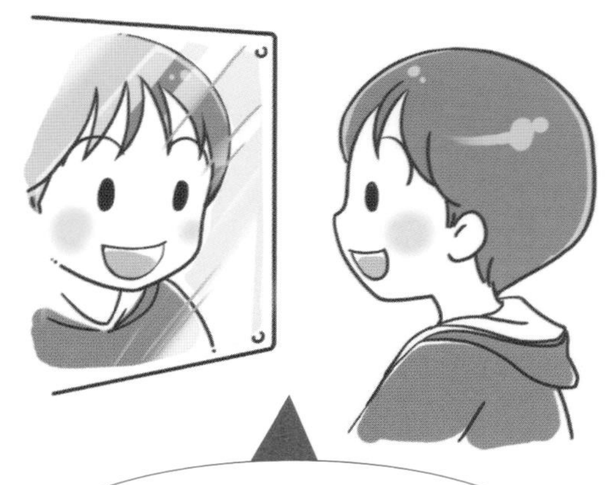

ぼくは毎日お手伝いをしていて
お母さんにありがとうと
言われる

１日をふり返って、自分をほめよう

夜——今日はどうだったかをふり返ってみましょう。そして、自分をほめてあげましょう。

「今日、私は○○を頑張った」というように言ってみます。たとえば「今日は苦手な算数の時間に頑張って割り算の筆算をやった。頑張ったな～」。

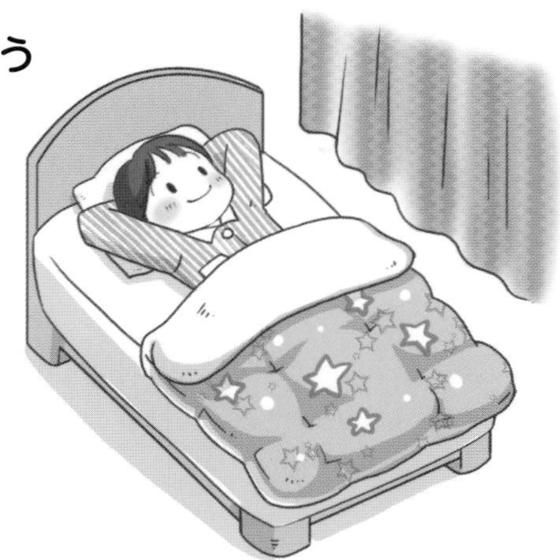

今日は
忘れ物がなくて、
ぼくはえらかった

④友だちと仲よくなる工夫をしてみよう

きみのことをからかったりせず、けんかしないで遊べるような人を見つけましょう。きみを仲間に入れてくれても、きみをからかったりいじめたりするようならいい友だちとはいえません。友だちと仲よくつき合うコツを下に書いたので参考にしてください。

友だちと仲よくなるには？

- 友だちの好きな話題で話しかけてみよう
- 見せびらかしたり、目立とうとしたりしない
- 自分のことばかり話さず、相手の話を聞こう

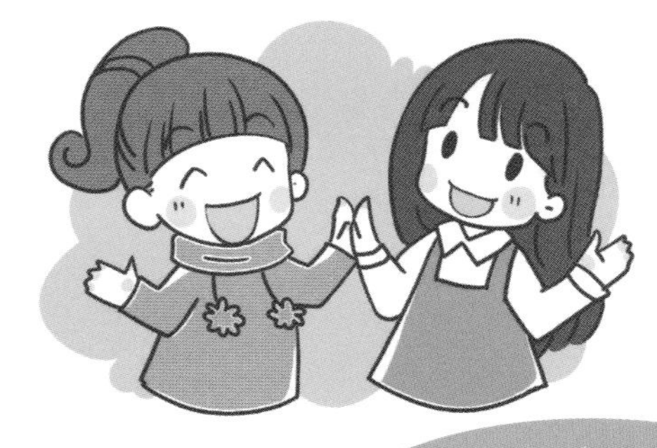

- 自分がされてイヤなことはしない、からかわない
- 学校以外の、趣味やスポーツの集まりでも友だちに出会えるかもしれない

どんな友だちがいい友だち？

- きみをからかったり、いじめたり、いばったりするような友だちはいい友だちとはいえない
- みんなに好かれる人気のある子が、いい友だちになれるとは限らない
- グループに入っていない子が、いい友だちかもしれない
- 内気な子がきみと友だちになりたいかもしれない

⑤あきらめない練習をしよう

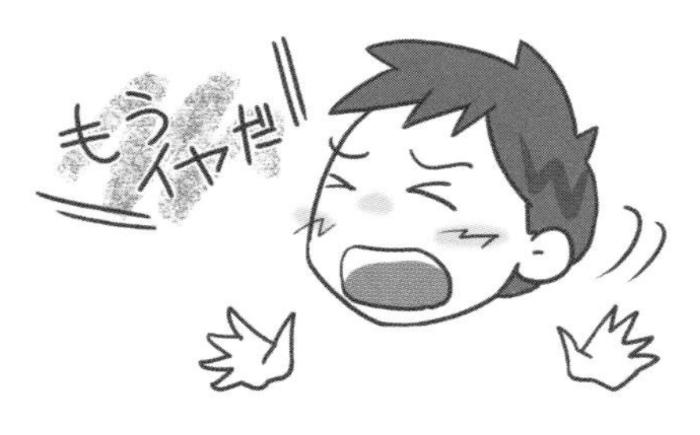

イヤなことがあって、投げ出したくなったら、「ADHDをもっていても、夢をあきらめなかった人がたくさんいる」ことを思い出しましょう（32ページ参照）。ADHDでも、自分の好きなことに全力を尽くして、夢を実現した人は多いのです。そしてきみは他の誰でもない、世界でたった１人の素晴らしい人間ということも忘れないで！

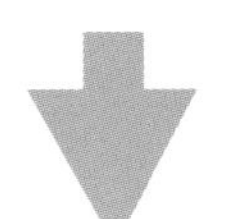

ADHDでも夢をあきらめなかった人は大勢いる！

⑥もしきみがいじめられていたら、すぐに助けを求めよう

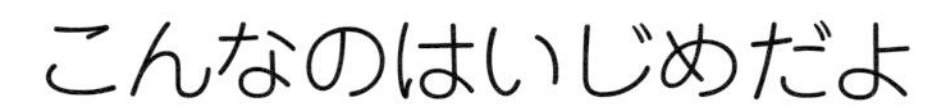

- 人の見ていないところで、暴力をふるわれる
- 自分がしたくないことを無理やりやらされる
- 休み時間が楽しくない
- イヤなあだ名で呼ばれる

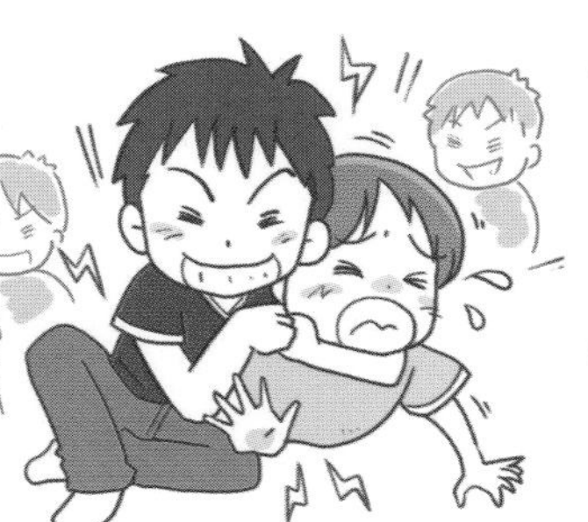

- プロレスごっこなどで乱暴にやられる
- 何人もの子がきみだけを攻撃する

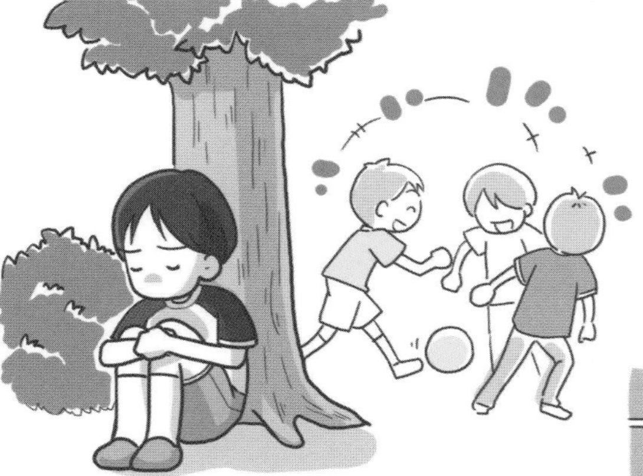

- なんとなく、みんなにこづかれたり、けられたりする

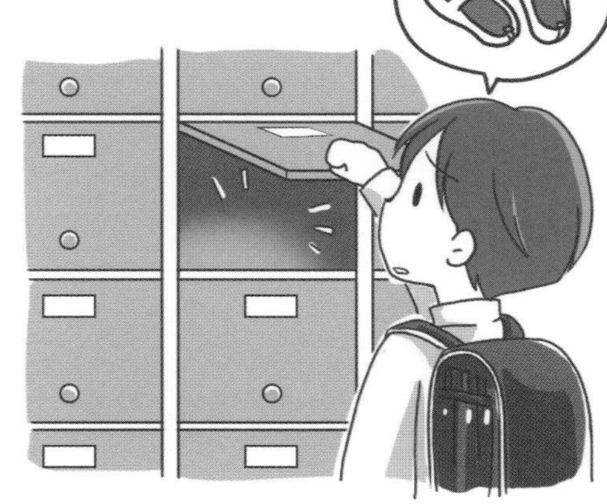

- 持ち物がなくなる
- お金を貸しても返してくれないか、お金をとられる
- 友だちと約束しても楽しくない

すぐにきみが信頼している人に助けを求めよう

いじめ方にもいろいろあるけれど、きみがこのページに書いてあるようなことをされていたら、それは「いじめ」です。これらのうち、いくつか自分にもあてはまるなら、きみはきっとイヤな気分で過ごしていると思います。心のエネルギーが少なくなっているので、家へ帰ってくるとぐったりつかれ、食欲もないでしょう。

なんとかしなければいけません。きみが信頼している人に、今すぐきみの気持ちを伝えて、助けになってもらいましょう!

これで毎日、スムーズに過ごせる

大学生、大人のための快適生活作戦

大人になってADHDがあっても、適切な対応をすれば、毎日の生活もスムーズになります。ADHDの人に起こりやすい問題と解決策です。

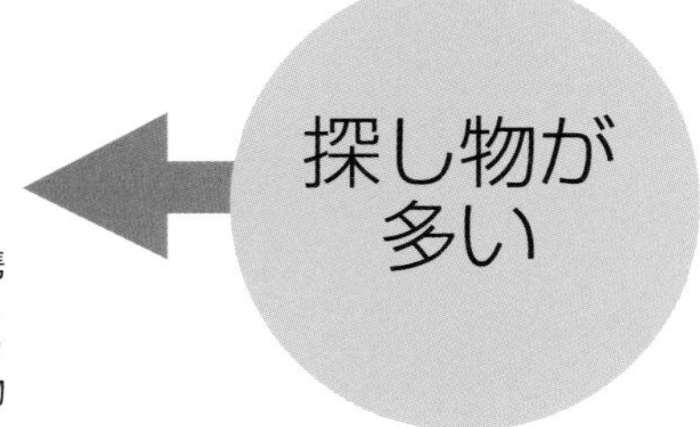

カギ　ケイタイ　リモコン

置き場所をつくる

「ズボンのポケットに入っている鍵や財布、携帯電話などはトレーに入れる」など、とにかく「ものの定位置」をつくることから始める。バッグインバッグを使ってバッグをかえても忘れ物ゼロを目指す。

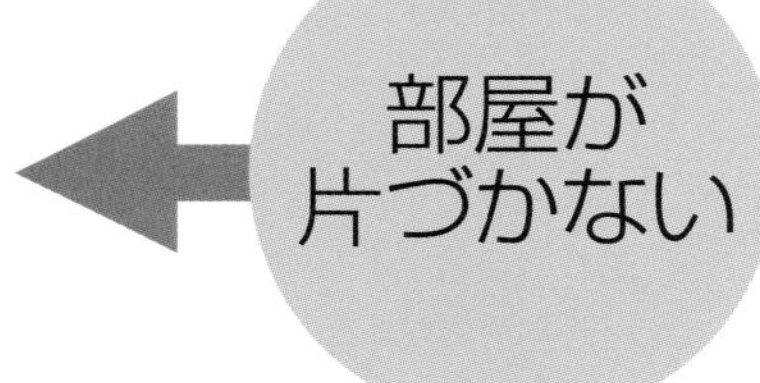

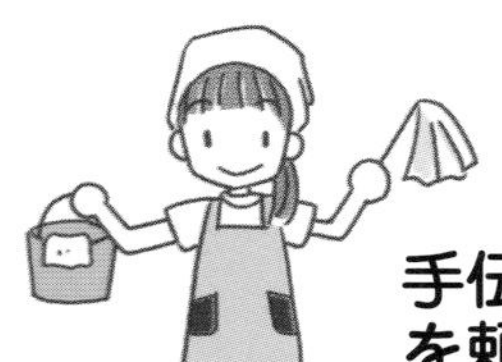

手伝いの人を頼む

大人のADHDは部屋が乱雑な状態になりやすい。そうじのプロの人に週１回来てもらう決断をすれば、少なくとも週１回は片づくようになる。

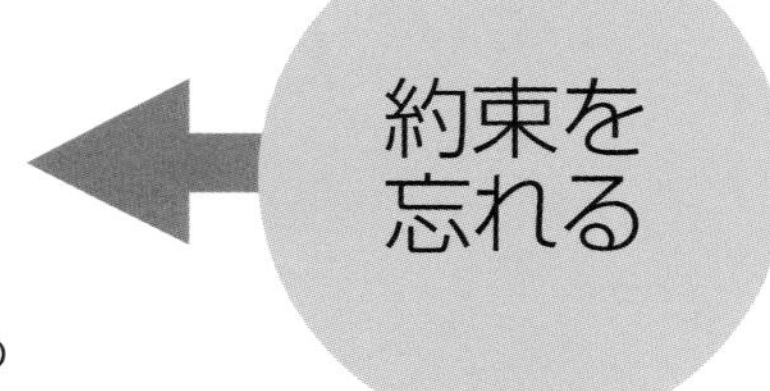

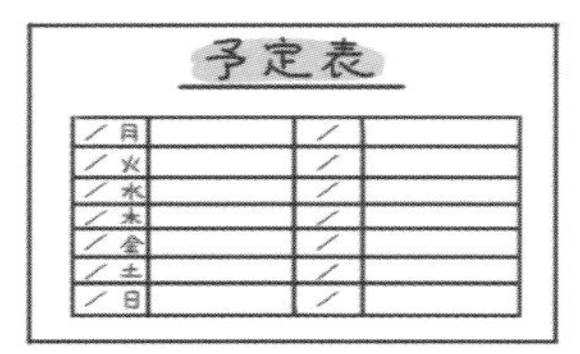

予定表をしっかり作る

１つの手帳に、仕事もデートも旅行もすべての予定を書き込むこと。あちこちに書き散らかしていると、予定を把握できなくなってしまう。

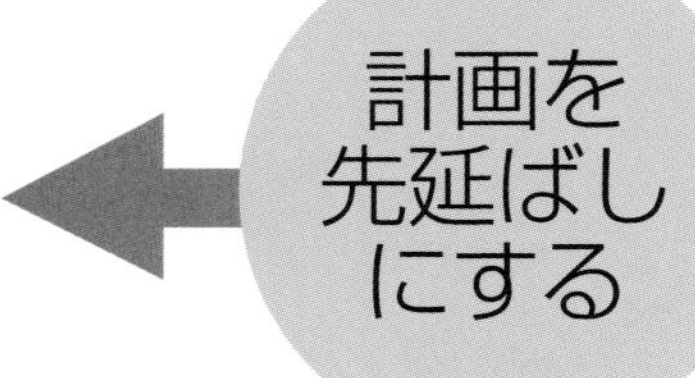

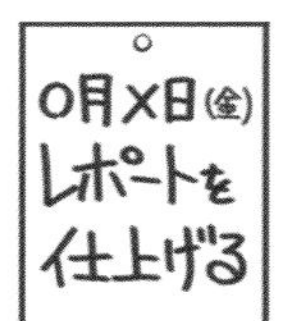

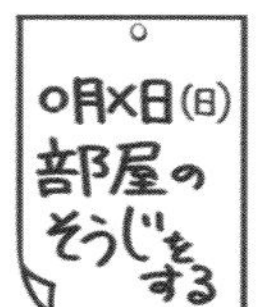

しっかり日付を設定する

計画には期限を決め、日時を書き入れた紙を壁に貼っておく。手帳の予定にもしっかり書き込んで、「この日のこの時間にやる」と決めること。

ファイルケースなど便利な収納グッズをそろえる

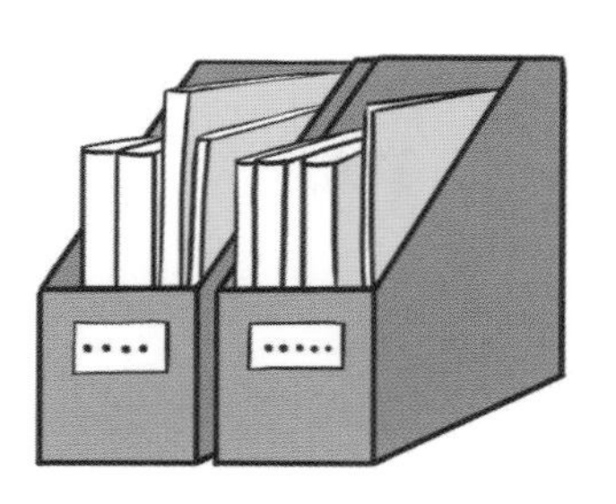
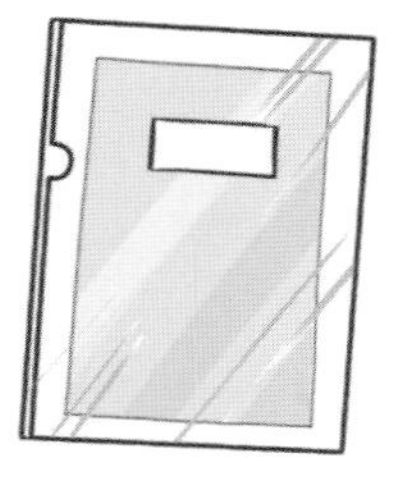
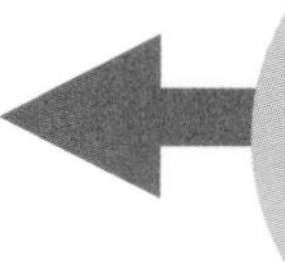

書類が散乱する

便利な収納グッズは惜しみなく購入して使おう。収納グッズはさっとしまえて、さっと取り出せるようなものを。使いにくいものはさっさと処分。

セラピーやサポートグループに参加

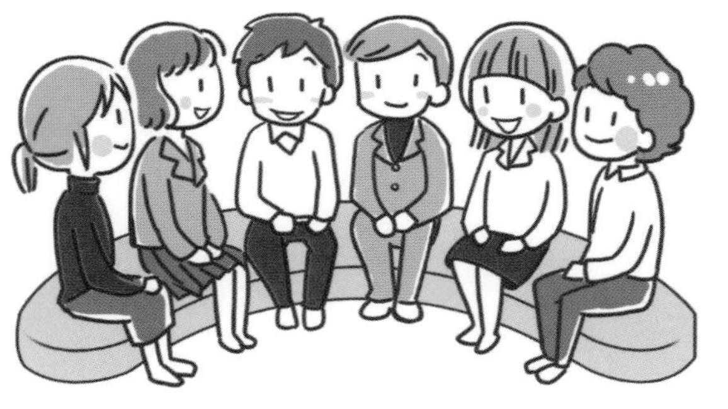
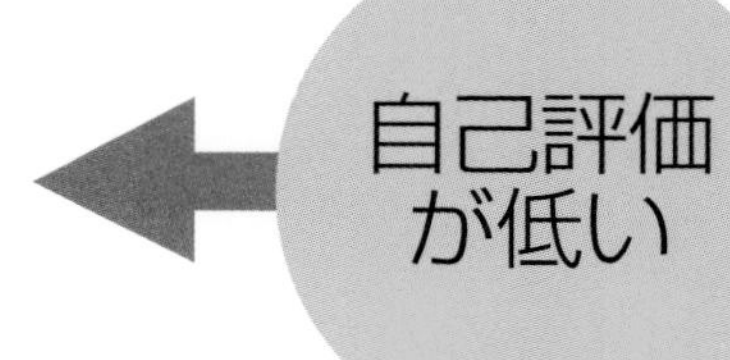

自己評価が低い

自分だけの力では、どうにもならないときもある。心療内科や精神科で相談したり、そこからサポートグループなどを紹介してもらおう。

パーソナルコーチなどの力を借りる

コーチングのコーチやカウンセラーのところに定期的に通ったり、毎日メールや電話で状況を確認したり励ましたりしてもらうと、かなり目標が達成できるようになる。

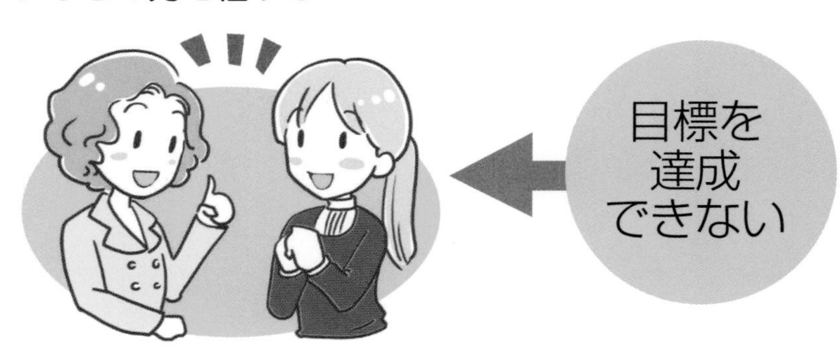

目標を達成できない

おわりに

『ドラえもん』は50年以上にわたって、子どもにも大人にも愛されているマンガです。登場人物ののび太とジャイアンは「いじめられっ子」と「いじめっ子」というように、一見、正反対に見えますが、児童精神科医の私から見ると、2人はADHDの特徴をもっています。どちらも行動や感情をうまくコントロールできず、不注意で日常生活の基本的な習慣が身につかないなど、さまざまな症状を引き起こしています。

おおらかな『ドラえもん』の世界では、2人は問題を起こしながらも、なんとかやっています。しかし少子化や社会の変化によって、現在では、こうしたADHDがある子どもは、だんだんと社会生活を送りにくくなっています。

またADHDは発達障害として認められるようになり、治療法も確立されてきました。

ですから、ADHDの特徴をもち、学校や家庭で「ちょっとうまくいかない」と悩んでいる子どもがいたら、この本を参考に対応し、不登校やいじめなどの二次障害が起こらないうちに、早めに対応していただけたらと思います。

この本は20年以上にわたって増刷を重ねてきた『ADHDのび太・ジャイアン症候群』と、『新版 ADHDのび太・ジャイアン症候群』（ともに主婦の友社）をもとに、新しい内容も加えたうえでイラストやマンガを入れたり、図解したりして、ADHDへの対応方法などがひと目でわかるようにした『ADHD注意欠陥・多動性障害の本』（2009年）に、さらに新しい内容を加えた改訂版です。

この本で提案した、「子どもの特徴に合わせた子育て」「子どもの気持ちをくみとって取り組む子育て」は、実はADHDの子どもだけでなく、あらゆる子どもに必要なものです。ADHDというほどではなくても、ちょっとやんちゃな子ども、内気な子どもをはじめ、すべての子どもの子育てに役立てていただけたらと思います。

2020年8月

司馬理英子

参考文献

〈ADHDについて〉
司馬理英子著『スマホをおいて、ぼくをハグして！』主婦の友社　2019年
司馬理英子著『新版 ADHD のび太・ジャイアン症候群』主婦の友社　2008年
司馬理英子著『アスペルガー症候群・ADHD 子育て実践対策集』主婦の友社　2017年
司馬理英子著『のび太・ジャイアン症候群5 家族のADHD・大人のADHD お母さんセラピー』主婦の友社　2004年
司馬理英子著『仕事&生活の「困った！」がなくなる マンガでわかる 私って、ADHD脳!?』大和出版　2017年
E. M. ハロウェル、J. J. レイティー著　司馬理英子訳『へんてこな贈り物』インターメディカル　1998年
K. ナドー、E. ディクソン著　水野薫、内山登紀夫、吉田友子監訳『きみも きっとうまくいく 子どものためのADHDワークブック』東京書籍　2001年
シンシア・ウィッタム著　上林靖子、中田洋二郎、藤井和子、井潤知美、北道子訳『読んで学べるADHDのペアレントトレーニング むずかしい子にやさしい子育て』明石書店　2002年
P. O. クイン、J.M. スターン著　田中康雄、高山恵子訳『ブレーキをかけよう1』えじそんくらぶ　2000年
日本精神神経学会監修　高橋三郎、大野裕監修『DSM-5 精神疾患の診断・統計マニュアル』医学書院　2014年
R. A. Barkley: Attention-Deficit Hyperactivity Disorder　A Handbook for Diagnosis and Treatment The Third Edition The Guilford Press, 2006
司馬理英子著『わたし、ADHDガール。恋と仕事で困ってます。』東洋館出版社　2018年
司馬理英子監修『ADHDの人の「やる気」マネジメント　「先延ばしグセ」を「すぐやる」にかえる！』講談社　2020年

〈アスペルガー症候群などの自閉スペクトラム症について〉
司馬理英子著『のび太・ジャイアン症候群4 ADHDとアスペルガー症候群』主婦の友社　2003年
吉田友子著『高機能自閉症・アスペルガー症候群「その子らしさ」を生かす子育て』中央法規出版　2003年
トニー・アトウッド著　冨田真紀、内山登紀夫、鈴木正子訳『ガイドブック アスペルガー症候群 親と専門家のために』東京書籍　1999年
クリストファー・ギルバーグ著　田中康雄監修　森田由美訳『アスペルガー症候群がわかる本 理解と対応のためのガイドブック』明石書店　2003年
ケネス・ホール著　野坂悦子訳『ぼくのアスペルガー症候群 もっと知ってよ ぼくらのことを』東京書籍　2001年

〈特別支援教育〉
品川裕香著『怠けてなんかない！ ディスレクシア 読む・書く・記憶するのが困難なLDの子どもたち。』岩崎書店　2003年
月森久江編集『教室でできる特別支援教育のアイデア172 小学校編』図書文化社　2005年
月森久江編集『教室でできる特別支援教育のアイデア 中学校編』図書文化社　2006年
品川裕香著『輝きMAX！ すべての子どもが伸びる特別支援教育』金子書房　2007年
廣瀬由美子・東條吉邦・加藤哲文編著『すぐに役立つ 自閉症児の特別支援　Q&Aマニュアル』東京書籍　2004年

〈その他〉
ドロシー・ロー・ノルト、R. ハリス著　雨海弘美訳『10代の子どもが育つ魔法の言葉』PHP研究所　2004年
品川裕香著『心からのごめんなさいへ 一人ひとりの個性に合わせた教育を導入した少年院の挑戦』中央法規出版　2005年

【著者紹介】
司馬理英子（しばりえこ）

岡山大学医学部卒業、同大学院修了。1983年渡米。アメリカで4人の子どもを育てる中、ADHDについて研鑽を深める。97年『のび太・ジャイアン症候群』（主婦の友社）を執筆、出版。同年帰国し、東京都武蔵野市に発達障害専門のクリニックである「司馬クリニック」を開院。中学生までの子どもと高校生と大人の女性の治療を行っている。2008年ADHDをめぐる状況の変化や新しい知見を盛り込んだ決定版として『のび太・ジャイアン症候群』を改訂し『新版 ADHD のび太・ジャイアン症候群』を刊行。他に著書として、『アスペルガー症候群・ADHD 子育て実践対策集』『スマホをおいて、ぼくをハグして！』『シーン別 アスペルガー会話メソッド』『のび太・ジャイアン症候群5 家族のADHD・大人のADHD お母さんセラピー』（以上主婦の友社）、翻訳書として『へんてこな贈り物』（インターメディカル）がある。

■司馬クリニック　〒180-0022　東京都武蔵野市境2-2-3 渡辺ビル5F　☎0422-55-8707

ADHD注意欠如・多動症の本

2020年9月30日　第1刷発行
2024年7月31日　第5刷発行

著　者……司馬理英子
発行者……丹羽良治
発行所……株式会社主婦の友社
〒141-0021
東京都品川区上大崎3-1-1 目黒セントラルスクエア
電話03-5280-7537（内容・不良品等のお問い合わせ）
049-259-1236（販売）
印刷所……大日本印刷株式会社

ISBN978-4-07-445133-3